Preparandose para un Bebe Sano

Preparándose Para Un Bebe Sano – Edición 2015

Este libro tiene la intención de ser una guía de información. De ninguna manera tiene la intención de reemplazar, contrarrestar o discrepar con el consejo recibido de su Obstetra. El autor y Trimester, Inc. no asume la responsabilidad de ninguna consecuencia resultado de alguna acción seguida como sugerencia en este libro. Siempre llame a su Obstetra si usted tiene alguna pregunta.

Preparándose Para Un Bebe Sano es una marca de Trimester, Inc.
Publicado por Trimester, Inc.
www.healthybabybook.com

Trimester, Inc. edicion 2015
ISBN: 978-0-9789275-1-6 February 2015

Preparándose Para Un Bebe Sano está disponible con descuentos especiales en compras al mayoreo en los Estados Unidos, por parte de corporaciones, instituciones y otras organizaciones. Para más información, por favor contactar Trimester, Inc. al número (800) 841-5205, Fax (602) 840-9685, o vía e-mail info@trimesterinc.com.

Contenido

Introducción

¡Ud. Va a tener un Bebé!

¡Felicidades de todo corazón! Sin duda, éste es el proceso más natural y universal de los seres vivientes!

Seguramente tiene muchas preguntas acerca de cómo puede darle el mejor cuidado posible al nuevo miembro de la familia.

- ¿Cuáles son los cambios que sufrirá mi cuerpo?
- ¿Cuáles alimentos son más saludables durante el embarazo?
- ¿Cuáles substancias pudieran ser peligrosas para mí o para mi bebé?
- ¿Qué ejercicios son útiles durante el embarazo?
- ¿Cómo se desarrolla mi bebé conforme avanza el embarazo?
- ¿Qué ocurrirá durante las visitas regulares al médico?
- ¿Qué ocurrirá durante el trabajo de Parto?

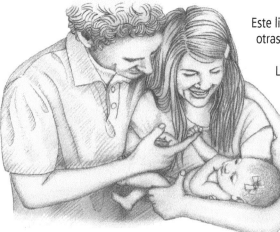

Este libro contestará éstas y muchas otras preguntas.

La información contenida en este libro debe usarse como suplemento de su educación y cuidado prenatal. Este libro no debe usarse por sí sólo, o en lugar del cuidado de su médico gineco-obstetra. Es importante recalcar que cada persona, y cada embarazo es diferente.

Al principio de este libro se encuentra un "Registro de sus Citas con el Médico". Ud. puede llevar cuenta de sus visitas al obstetra y los puntos sobre salientes sobre su embarazo si mantiene a corriente dicho registro. Existen varias hojas "en blanco" en este libro que puede utilizar.

Manteniéndose Saludable Durante el Embarazo

La Importancia de Las Visitas Médicas Oportunas y Regulares

La Primera Cita al Consultorio

Antecedentes

Durante su primera cita al consultorio se obtendrá su historia clínica. Se le preguntará acerca de sus antecedentes médicos, familiares u obstétricos. De esa manera se detectarán problemas a considerar durante su embarazo.

Examen Físico

Durante la primera visita al consultorio, se realiza un examen fisico completo incluyendo un examen ginecologico. Esto le permite a su médico percatarse de algún problema que pudiera afectar su embarazo.

Estudios de Laboratorio

Se realizan estudios de laboratorio como: análisis de sangre y cultivos. Estos ayudarán a descubrir enfermedades que pueden afectar a su bebé. Ud. puede encontrar una lista de ellos en la sección de "Evaluaciones y Análisis Prenatales". Pidale a su médico que incluya su tipo de sangre en el "Registro de Citas con el Médico".

Fecha Probable de Parto

Se calculará su "fecha probable de parto" durante la primera consulta. La "fecha probable de parto", como su nombre lo indica, es sólo una aproximación. Su bebé puede nacer desde dos semanas antes hasta dos después de esta fecha. El método más utilizado para calcular la "fecha probable de parto" es el de sumar 7 días, y restar 3 meses al primer día de la última menstruación. El embarazo humano dura 280 días o cuarenta semanas desde el primer día de la última regla.

Las Drogas, El Alcohol, Los Cigarrillos y Substancias Químicas

Su médico le hablará a Ud. sobre el uso de las drogas, alcohol, los cigarrillos, y el contacto con substancias químicas en el hogar y el trabajo. Por lo general deben evitarse los medicamentos durante las primeras 12 semanas (3 meses) del embarazo. El uso de los medicamentos (incluso aquellos que se pueden adquirir sin receta médica), después de este período debe ser aprobado por el médico. El uso del alcohol o cigarrillos puede hacerle daño al bebé. Informe a su médico del uso de medicamentos o substancias que pudieran afectar a su bebé. Si su trabajo la expone a substancias químicas, informe a su médico.

Registro de Visitas

Las Visitas de Rutina al Consultorio

Las visitas subsecuentes pueden ser cortas pero son muy importantes. Se le tomarán la presión arterial, su peso, y se le tomará una muestra de orina. Se medirá el tamaño de su matriz para vigilar el crecimiento del bebé. También se escucharán los latidos del corazón del bebe. Comunique rapidamente cualquier molestia que usted tenga, de esta manera se pueden detectar problemas a tiempo. Si todo va bien con su embarazo, usted sera vista por el doctor cada 4 semanas los primeros seis meses, después cada 2 semanas entre los meses siete y ocho, y cada semana durante el ultimo mes de su embarazo.

Nombre de mi Médico: _____

Teléfono de mi Médico:_____ Hospital: _____

Fecha Probable de Parto:_____ Grupo Sanguíneo y Rh: _____

Fecha	Peso	Presión Arterial	Orina	Otros Resultados

Los Cambios Emocionales durante el Embarazo

El embarazo produce cambios en su cuerpo para poder acomodar al bebé en crecimiento. Dichos cambios afectan su modo de pensar, de sentir y de actuar. Algunos son comunes y predecibles pero cada embarazo puede ser diferente también en este aspecto.

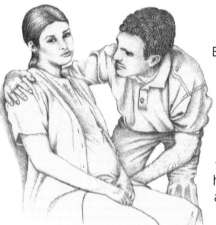

Existen muchos cambios emocionales que ocurren durante el embarazo. Los niveles hormonales en aumento hacen que Ud. esté triste y alegre de un momento a otro. Usted quiza note disminución de sus deseos sexuales, aunque algunas mujeres reportan lo opuesto. Su compañero puede también tener sentimientos o preocupaciones que nunca ha tenido acerca de sí mismo, acerca de Ud., acerca de sus relaciones o los cambios que suceden en su cuerpo. La experiencia de asumir la responsabilidad de tener y criar un hijo(a) puede ser abrumadora o emocionante. El embarazo puede traerle muchos cambios en su vida.

Confusión emocional y cambios en el estado de ánimo son normales.

Es normal que le confundan un poco los cambios emocionales que va a experimentar. Es útil apuntar cualquier duda o preocupación para poderla discutir con su médico o con su compañero.

Durante el segundo trimestre del embarazo, Ud. sentirá más energía y notará que muchos de sus síntomas desaparecerán. Tanto Ud. como su compañero se sentirán mejor física y emocionalmente.

Durante el tercer trimestre de su embarazo le preocupará más a menudo el trabajo de parto. Quizá le preocupen algunas de las cosas que le cuentan los familiares y amigos. Es útil discutir estas cosas con su médico para aclarar cualquier duda o preocupación. Las clases de preparación de parto le ayudarán a eliminar estas preocupaciones, y a ejercer auto-control durante el parto.

El Aumento de Peso Durante el Embarazo

El Aumento de Peso

Es normal el aumento de peso durante el embarazo. Es importante que éste quede dentro de los límites normales para conservar la buena salud materna y del bebe. A continuación se muestra una gráfica de aumento de peso para que pueda anotar su peso conforme avanza el embarazo y mantenerse dentro de los límites normales. Se recomienda que aumente de 2-4 libras (1-2 Kg.) en total durante los primeros 3 meses. Posteriormente, es recomendable que su peso aumente solamente 3/4 libra a 1.0 libra cada semana para un total de 24 a 35 libras (11 a 15.5 Kg en una mujer de peso normal antes del embarazo).

La Pérdida de Peso

Ud. no debe guardar dietas para reducir su peso durante una el embarazo. Esto pudiera afectar el crecimiento y desarrollo del bebé. Puede practicar dieta para perder peso después del nacimiento del bebe. Pregunte a su médico acerca de los ejercicios que puede practicar durante su embarazo.

La Alimentación Apropiada

Ud. no debe "comer suficiente para dos" durante el embarazo. Las mujeres embarazadas necesitan solamente 300 calorías adicionales para promover el desarrollo de su bebé. Es muy importante comer a intervalos regulares y además ingerir bocadillos (snacks) nutritivos entre comidas para proveér de alimento al bebé constantemente. No "se saltee" las comidas. Si Ud. sube mucho de peso o lo hace rápidamente puede ser porque come mucho, o porque ingiere alimentos con alto contenido de grasa o azúcar.

Las Vitaminas y Los Minerales

Una dieta adecuada, en cantidades apropiadas le proveen de los nutrientes necesarios para lograr un embarazo saludable. El embarazo le impone al cuerpo un aumento en la demanda de ciertos nutrientes, y es por eso que su médico le recomendara un compuesto de vitaminas y minerales. Los compuestos vitamínicos deben contener ácido fólico (ver página 12). Es importante tomar sus vitaminas todos los días durante su embarazo y después del parto.

La gráfica de aumento de peso a continuación muestra el aumento de peso promedio durante el embarazo. Ud puede anotar aquí su peso y compararlo.

¿Cuanto Pese el Embarzo?

1½	libras	Placenta
2	libras	Utero (matriz)
2	libras	Tejido mamario (senos)
8½	libras	Aumento en la sangre y los liquidos corporales
7½	libras	El bebé
7	libras	Aumento en la grasa corporal
28+	**libras**	**Total de Aumento de Peso**

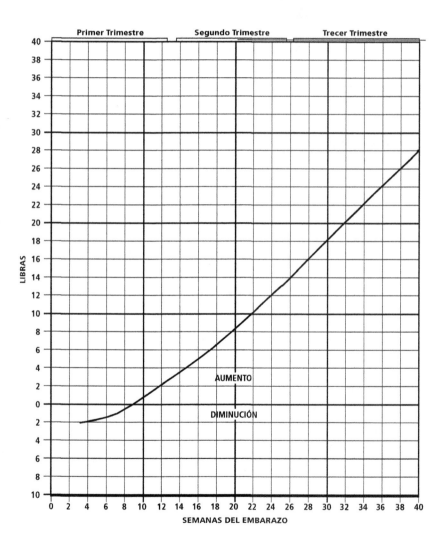

La Nutrición Durante el Embarazo

¿Que puedo o, mas bien, que debo comer?

Es importante comer comida sana para mantenerse sana. Una dieta balanceada le ofrece a Ud. lo que necesita para afrontar los cambios que suceden durante el embarazo. También ayuda en el crecimiento y desarrollo de su bebé. Los bebés sanos tienen menos problemas.

Evite comidas con bajo nivel nutricional como los dulces, refrescos (soda), comidas con alto contenido de grasa, y pastelitos. Dichos alimentos son altos en calorías y grasa; pero bajos en vitaminas y minerales que su cuerpo tanto necesita durante el embarazo. Solo un 30% de las calorías consumidas diariamente deben tener grasa. Intente reducir el uso de mantequilla, aderezos para ensaladas, y salsas para carnes. Los postres y las bebidas con alto contenido de azúcar deben de ser consumidos de vez en cuando y considerados un premio pequeño. Usted puede consumir sal si no es contraindicada por su médico.

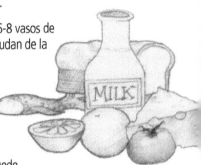

El Agua y otros Liquidos: Usted necesita tomar entre 6-8 vasos de líquidos diariamente durante el embarazo. Los líquidos ayudan de la siguiente manera:

- Mejoran la circulación sanguínea.
- Ayudan en la circulación de los líquidos corporales.
- Mejoran la digestión de la comida.
- Actúan como preventivos del estreñimiento.
- Protegen en contra de las infecciones urinarias

Usted debe empezar a tomar vitaminas prenatales que puede conseguir sin receta médica en la farmacia, se toma una tableta diariamente. Las vitaminas prenatales no deben de sustituir una buena nutrición ya que estas son solo un suplemento de la nutrición. No tome ninguna vitamina sin antes consultar con su médico Obstetra.En las siguientes páginas le presentamos una guía de alimentos que le ayudara a escoger las porciones de cada grupo alimenticio. Esta guía también puede ser utilizada cuando esté dando pecho a su bebe.

Grupos Alimenticios y sus Funciones

Cereales, derivados y panes (entero/ de grano /grano enriquecido)

- Rico en vitamina B-1 la cual ayuda a aprovechar la energía de los alimentos.
- El hierro ayuda en la formación de la hemoglobina, (el pigmento dentro de los glóbulos rojos) la cual acarrea el oxígeno a todas las células.

Guía de Alimentos

Porciones Diarias Mínimas: 6 onzas

Pan . . . . 1 rebanada
Rollos, panques . . . . 1 rebanada
Tortilla (harina o maíz).. . . . . 1 (6 pulgadas)
Cereal, arroz, macarrón
espagueti cocido . . . . ½ taza
Cereal, listo para comer . . . . 1 taza
Galletas . . . . 1 onza u 5

Nota: Intente que el consumo de la mitad de los granos sea 100% granos enteros.

Grupos Alimenticios y sus Funciones

Vegetales
- Ayuda a desarrollar el esqueleto, ojos, piel, pelo dientes, encías, y glándulas del bebe.
- Mantiene su piel y cabello saludable durante el embarazo.
- Ayuda a desarrollar la visión.

Nota: Lave los vegetales con agua minuciosamente.

Frutas
- Ayuda en la formación de los huesos, dientes y encías
- Construye células fuertes en el cuerpo.
- Ayuda en reparación de heridas.
- Ayuda en la absorción del hierro.

Nota: Lave las frutas con agua minuciosamente.

Lácteos
- Ayudar a desarrollar huesos y dientes fuertes.
- También ayuda en el funcionamiento normal de los nervios y músculos.
- Contiene muchas vitaminas, proteínas y minerales

Nota: Todos los productos lácteos deben de estar pasteurizados. (El proceso por medio del cual se destruyen microorganismos nocivos a través de la aplicación de calor regulado.)

Alimentos Proteínicos
La proteína es la substancia de la que está hecha Ud. y su bebe.
- Ayuda al crecimiento del bebe
- Construye y repara los tejidos del cuerpo
- Forma anticuerpos que combaten las infecciones.
- Ayuda a fortalecer la sangre y da energía.

Nota: Evite comer carne, aves, huevos y pescado si están crudos o no están bien cocidos

Guía de Alimentos

Vegetales
Porciones Diarias Mínimas: 2½ tazas
Espinaca, acelgas, berros, brócoli,
bok choy, espárragos . . . . 2 tazas
Lechugas . . . . 2 tazas
(verdes, rojas, endibia)
Zanahoria, Calabaza,
Camote, Albaricoques . . . . ½ taza
Judías verdes o vainitas, chicharos,
Peras, apio, betabel, uvas . . . . ½ taza

Frutas
Porciones Diarias Mínimas:1½ -2tazas
Una taza equivale a:
Manzana . . . . . 1 pequeña o 1 taza picada
              en rodajas o cubos
Puré de Manzana . . . . 1 taza
Fruta seca . . . . ½ taza
Naranja, Toronja, Banana . . . . 1 pequeña
Jugo de Naranja o Toronja . . . . 1 vaso
Uvas . . . . 1 taza

Lácteos
Porciones Diarias Mínimas: 3 tazas
Leche . . . . 1 taza
de todo tipo, incluye descremada, en polvo, suero
Queso . . . . 1½ onzas
Requesón . . . . 2 tazas
Helado (bajo en grasa) . . . . 1½ tazas
Yogurt . . . . 1 taza

Alimentos Proteínicos
Porciones Diarias Mínimas: 5 - 6 porciones
Proteína Animal:
Carne baja en grasa, pescado, aves . . 2-3 onzas
Huevo . . . . 1 grande
Carnes frías . . . . 2 rebanadas
Proteína Vegetal:
Frijoles sin grasa, chicharos, lentejas . . ½ taza
Tofu . . . . 3 onzas
Cacahuates, semillas de calabaza o de girasol
. . . . 1 onza o ¼ de taza
Almendras, pistachos, o nueces . . . . . ½ onza
Otro tipo de nuez . . . . 1/3 de taza o 1½ onza
Humus . . . . 2 cucharadas soperas
Crema de cacahuate . . 1 cucharadas soperas

Los Bocadillos

Los bocadillos no deben de ser "comida chatarra" ("junk food"). Dicha comida se define como aquella sin nutrientes o con muy pocos de ellos por cada caloría. Dichos alimentos son altos en azucar/grasa/sal o ingredientes artificiales. En el embarazo Ud. y su bebé necesitan de muchos nutrientes para conservarse sanos. Los alimentos "chatarra" contienen pocos nutrientes y contribuyen al aumento de peso a base de grasa y no de otros tejidos. Coma alimentos nutritivos pero recuerde que algunos de estos alimentos también son altos en calorías.

Bocadillos Nutritivos

- Galletas de grano entero - trigo, centeno, maíz o arroz.
- Palomitas de maíz (sin mantequilla).
- Cereal seco - lea las etiquetas para verificar que tenga un contenido bajo de azúcar o grasa.
- Fruta fresca como la manzana o cítricos.
- Pretzels (sin sal) - tienen menos grasa que las papas fritas.
- Verduras frescas - zanahoria, apio, rábano, calabaza, champignones, tomates, pimiento verde.
- Nueces o semillas con cáscara - el quitarles la cáscara impide la ingesta rápida de canti dades grandes. Estos alimentos por lo general contienen cantidades grandes de grasa.
- Pueden prepararse "dips" de yogurt o queso cottage, en vez de mayonesa o crema agria. Use bocadillos de verduras crudas.

"Comida Rapida" (Fast Foods):
(Hamburguesas, pollo frito, pizza, papas fritas, leches malteadas, tacos)

Generalmente estos alimentos contienen algunos nutrientes y proteína, pero también contenidos muy altos de grasa, sal y azúcar. Muchas veces estas comidas son escasas en proteína y verduras. Ud. puede seguir saliendo a comer pero limite estos alimentos a una sola vez por semana si tiene problemas de sobrepeso. También en aquellos días que Ud. come estos alimentos puede aumentar su ingesta de verduras y frutas. Ingerir ensaladas es un buen habito pero tenga cuidado con los adherezos. Busque restaurantes o cafeterías donde usen carne con poca grasa, pescado, fruta y verduras.

En vez de los dulces:

• Coma fruta seca – manzanas, dátiles, pasitas, ciruela-pasa, piña, albaricoque, durazno.

• Tome frutas y jugos naturales.

• Tome fruta fresca congelada sin endulzar - Puede tomar cerezas, fresa, durazno, uvas, plátano, o trozos de melón. Coma dicha fruta antes de que se descongele completamente.

• Coma la fruta conservada en su propio jugo.

• Intente combinaciones de fruta – manzanas con crema de cacahuate, peras con queso.

En vez de pasteles, pies, galletas, donas o rollos de pan dulce:

• Haga sus propias galletas con ingredientes, tales como: harina de trigo entero en vez de harina blanca; también recetas con puré de manzana, pasitas, galletas de avena. Agregue pasas, nueces o fruta seca deshebrada en vez de trozos de chocolate.

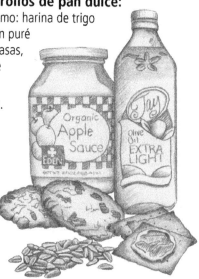

Use menos grasa y azúcar al preparar los alimentos. Por cada taza de azúcar y mantequilla, use dos cucharadas o menos de las que indica la receta. Intente usar grasas poli-insaturadas (soya, maíz), y margarinas o aceite de oliva extra ligero. Cuando hornee, sustituya el aceite con puré de manzana en las recetas.

• Prepare postres de arroz; leche congelada; flanes con leche descremada, galletas de grano entero con crema de cacahuate.

• Mezcle 3/4 de taza de yogurt (bajo en grasa) con 2 cucharadas de concentrado de jugo de naranja; coma tal cual o en forma de paletas heladas.

La Sal:

El sodio (la sal) es un mineral esencial para la salud de la mujer embarazada. Si su médico le pide que disminuya su ingesta de sal, Ud. puede hacerlo de las formas siguientes:

• Usar poca sal al cocinar pero nada de sal adicional en la mesa.

• No comer alimentos salados (como las verduras o sopas enlatadas, jamón, hot dogs, carnes frías, tocino, papitas o nueces con sal), o condimentos salados (pepinillos, aceitunas, aderezo de ensalada, o catsup).

Existen una variedad de hierbas y especias para darle sabor a los alimentos. Uselos en vez de la sal. El tomillo, la cebolla, el ajo, perejil, romero, orégano, champignones, cebollitas, gengibre y el limón son algunas de éstas.

El Calcio:

Además de las necesidades propias de calcio, están las del bebé. El calcio constituye un elemento esencial en la construcción de los huesos y si usted no come o toma suficiente calcio, el bebe absorberá el calcio de los huesos de la mama. Esta situación puede traer como consecuencia una condición conocida como Osteoporosis (huesos frágiles) y también la pérdida de sus dientes. Las mujeres embarazadas deben consumir alrededor de 1000 a 1300 miligramos de calcio cada dia. Si Ud. no gusta de la leche puede substituirla con lo siguiente:

1 taza de leche	=	1 taza de yogurt (bajo en grasa)
⅔ taza de leche	=	1 rebanada (1 onza) de queso cheddar (puede usarse bajo en grasa)
⅔ taza de leche	=	3 onzas de salmón de lata (incluyendo los huesos)
¼ taza de leche	=	½ 1/2 taza de queso cottage (puede usarse bajo en grasa)
½ taza de leche	=	½ taza de flán o pudín (con leche descremada)
		½ taza de nabo, acelgas, col rizada.

Otros alimentos que son buena fuente de calcio:
- Vegetales verdes (col rizada (kale), nabo, espinaca)
- Jugo de Naranja fortificado
- Sardinas
- Nueces, almendras, avellanas y semillas

Si Ud. no tolera bien estos alimentos o no puede comer 3 veces al día, consulte a su médico para que le indique como substituir el calcio de los alimentos.

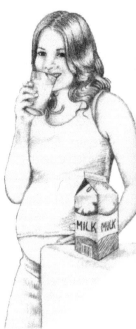

El Ácido Folico (Folato):

Esta vitamina ayuda a evitar defectos en la médula espinal y el cerebro que pueden presentarse en el bebé. Si una mujer está embarazada o piensa estarlo pronto, debe tomar ácido fólico todos los dias. La dosis diaria recomendada es de 0.4 mg (400 microgramos). Ud. no debe tomar más de 1 mg (1000 microgramos) al dia, a menos que asi se lo indique su médico.

Alimentos con Alto Contenido de Ácido Fólico (folato) - 80mcg o más

Espárrago, cereales, levadura de cerveza, garbanzo, lentejas, higado, espinaca, jugo de naranja, fresas, pepita o semillas de calabaza.

Alimentos con Contenido Moderado de Ácido Fólico (folato) – 40-80mcg

Alcachofa, aguacate, betabel, brócoli, col de bruselas, melón, coliflor, maiz, chicharo, okra, naranjas, papaya, cacahuate (maní), frambuesa, col, lechuga, y gérmen de trigo.

Los Alimentos con contenido alto de Hierro

La hemoglobina y hematocrito son índices de la cantidad de hierro en su organismo. Tales índices pueden disminuir durante el embarazo. De modo que es muy importante aumentar la ingesta de hierro durante este período. Los siguientes alimentos aumentan las reservas de hierro en el cuerpo. Durante el embarazo se recomienda que coma de 50-80 mg de hierro como suplemento. Coma los alimentos que aparecen en la lista siguiente tantas veces como pueda.

Alimentos que proveen de 3 a 12 mg de Hierro

Almejas	4 grandes o 9 pequeñas
Ostras	6 medianas
Espinaca (cocida)	½ taza
Cereal fortificado	1 taza
Dátiles	1 taza
Albaricoques secos	16 piezas
Nuez negra	½ taza
Cacahuate	½ taza
Semilla de Girasol	4 onzas
Ciruelas pasa	10 piezas
Jugo de Ciruela	1 taza
Crema de Trigo	1 taza

Alimentos que proveen de 1.6 a 3 mg de Hierro

Solomillo (carne)	3 onzas
Asado (carne)	3 onzas
Hamburguesas	3 onzas
Papa horneada con piel	1 papa entera
Frijoles (kidney, lima, navy)	½ taza
Avena (cocida)	1 taza
Pasas	½ taza

Alimentos que proveen de .5 a 1.5 mg de Hierro

Pollo	3 onzas
Chicharos	½ taza
Jugo de Tomate	6 onzas
Brócoli	½ taza
Coles de Bruselas (cocidas)	½ taza
Pan entero de trigo	1 rebanada
Frambuesas	1 taza
Fresas	1 taza

Otros alimentos ricos en Hierro

- Todas las clases de hígado (con excepción del hígado de pescado) aunque el hígado no debe de ser consumido más de una vez a la semana.
- Carnes magra de puerco, cordero, y ternera
- Vegetales verdes, de todo tipo
- Betabeles o remolacha
- Tofu
- Lentejas
- Harina·de soya
- Azúcar sin refinar como melaza

La vitamina C ayuda al cuerpo a utilizar el hierro

Asegúrese de comer una fruta o verdura que contenga vitamina C todos los días. Esto le ayudará a aprovechar el hierro que Ud. come. El ácido folico y la vitamina C de las verduras se absorbe mejor si estas se comen cocidas y en combinación con carne, pollo o pescado.

Pastillas de Hierro

Si sus reservas de hierro son deficientes, entonces sufre de anemia. Su médico le indicará tomar pastillas que contienen hierro. Esto le puede producirle un poco de estreñimiento y tornará sus heces de color obscuro. Para evitar el estreñimiento debe Ud. aumentar su ingesta de verduras y frutas frescas. También los cereales con fibra y el tomar muchos líquidos le ayudarán. Los laxantes naturales de fibra (como el Metamucil) u otros (Colace) pueden usarse si su estreñimiento no mejora con remedios naturales.

Las Bebidas sin Cafeína

La cafeína es una substancia química estimulante que se encuentra en el café y algunas bebidas gaseosas (como el Tab, Dr. Pepper, Mountain Dew, Coca Cola, Pepsi etc.). Existe otra substancia química similar que se encuentra en el Té y en el chocolate. No se conocen en la actualidad todos los efectos que pudiera tener la cafeína sobre el feto. Existe la preocupación de que la cafeína pudiera estimular el sistema nervioso del bebé en mayor grado que el de la madre. También la cafeína al igual que otras substancias químicas pudiera afectar los tejidos y estructuras del bebé en su crecimiento. Por esto es mejor evitar la ingesta de cafeína.

Caffeine Content

Café (de cafetera)	146 mg/cup	Dr. Pepper	38 mg/12 oz	Sprite	0 mg/12 oz
Coca-Cola	65 mg/ 12 oz	Diet Dr. Pepper	38 mg/12 oz	Diet 7-Up	0 mg/12 oz
Mountain Dew	52 mg/12 oz	Pepsi Cola	37 mg/12 oz	Diet Sunkist	0 mg/12 oz
Té (filtrado por 3 min.)	52 mg/12 oz	Mr. Pibb	0 mg/12 oz	Fanta Orange	0 mg/12 oz
Sunkist Orange	42 mg/12 oz	7-Up	0 mg/12 oz	Fresca	0 mg/12 oz

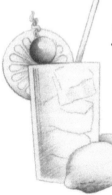

En Vez de Tomar Bebidas con Cafeina Pruebe:

- Cualquier café descafeinado.
- Té sin cafeína, en sabores tales como: menta, naranja, especias o canela.
- Limonada o cualquier bebida preparada con jugo de frutas auténtico.
- Caldos de pollo o caldo de rés.
- Leche.
- Agua helada.
- Agua gaseosa con jugo de lima o limón.
- Pruebe jugos calientes como de manzana con canela, limonada, o jugo de "cranberry".

Los Medicamentos con Cafeina:

Algunos medicamentos que se venden sin receta contienen cafeína. Lea las etiquetas y consulte a su médico antes de tomarlas.

Endulzantes Artificiales:

No existe evidencia que vincule el uso de endulzantes artificiales como la sacarina o el aspartame (Nutrasweet, Canderel) con el riesgo de defectos en él bebe. Consulte el uso de estos endulzantes con su médico Obstetra.

Las Bebidas sin Alcohol

Cuando Ud. toma, su bebé lo hace también. El alcohol puede no hacerle daño a la madre pero puede causarle deformidades a su bebé. Los tejidos del bebé en formación y su crecimiento pueden ser afectados profundamente por el alcohol. Puede producirse el "síndrome fetal por el alcohol" que hace que el bebé sea de muy bajo peso al nacimiento, con retraso mental, y con deformidades faciales características. Muchos de estos bebés crecen con problemas importantes de la conducta. Algunos pocos tendrán defectos cardíacos que requerirán cirugía.

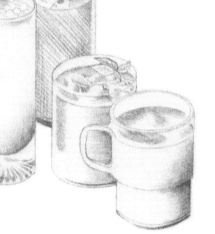

El mejor consejo que se puede dar es: Prohibido tomar cerveza, vino o licor durante su embarazo.

Envez de Tomar Alcohol Ud. Puede:

• Decirles a todos que Ud. no tomará durante el embarazo porque su bebé será el más saludable e inteligente del mundo.

• Cuando se encuentre fuera de casa, tome agua mineral con un poquito de limón.

• Ordene jugos de fruta sin alcohol como: el "Desarmador" sin vodka, el "Bloody Mary" sin vodka (llamado "Virgin Mary"), o pregunte por un "Shirley Temple"; una limonada hecha con agua mineral.

• Cuando deje las bebidas alcohólicas, no use ninguna droga para substituirlas. Tome medicamentos sólo bajo conocimiento y supervisión médica.

• Si siente la necesidad de tomar alcohol durante su embarazo consulte a su médico.

Haga el Favor de No Fumar y No Usar Drogas

Advertencia del Cirujano General

El fumar durante el embarazo puede causar daño fetal, parto prematuro y bajo peso al nacimiento.

Los Cigarrillos

El fumar cigarrillos causa bajo peso del bebé al nacimiento (menos de 5 1/2 libras, o 2500 g). También se ha demostrado que contribuyen a la muerte súbita inexplicada del neonato (crib death). Las mujeres que fuman durante su embarazo tienen más abortos, muertes fetales y partos prematuros que aquellas que no lo hacen. El humo del cigarro disminuye la cantidad de oxígeno que llega a la placenta y al bebé. Existe evidencia de que el fumar durante el embarazo produce restricción en el crecimiento y problemas en el aprendizaje después del nacimiento. De modo que haga el favor de no fumar.

La Mariguana

El fumar mariguana durante el embarazo produce el mismo efecto sobre el bebé y la placenta que los cigarrillos. De modo que presenta riesgos para el bebé. Por esto debe evitarse el consumo de cigarrillos de mariguana. Esta droga incrementa el riesgo de nacimientos prematuros, disminuye el crecimiento del feto y causa síntomas de abstinencia lo cual dificulta aún más dejar esta droga.

Si Ud necesita ayuda para dejar de fumar consulte a su médico para obtener sugerencias.

La Cocaina

El "crack" es la cocaína. Los bebés necesitan alimentos y oxígeno para crecer. Si una mujer usa crack o cualquier forma de cocaína disminuirá la cantidad de oxígeno y alimento para el bebé. La cocaína produce mayor incidencia de desprendimiento de la placenta, hemorragia y muerte fetal. Él bebe quizá experimente síntomas de abstinencia inmediatamente después del nacimiento. Si Ud. está embarazada y se encuentra usando cocaína por favor deje de hacerlo inmediatamente. Consulte a su médico.

La Heroina

El uso de esta droga aumenta el riesgo de contraer la hepatitis B, SIDA, y de tener un aborto. Su uso durante el embarazo puede producir muerte fetal, retraso mental, y muerte de cuna. Los bebés también tienen mayor riesgo de problemas del comportamiento y aprendizaje. Él bebe quizá experimente síntomas de abstinencia inmediatamente después del nacimiento. Cese Ud. inmediatamente el uso de esta droga y consulte a su médico.

Las Anfetaminas

El uso de anfetaminas durante el embarazo puede producir defectos en el bebé. Esta droga afecta el corazón, hígado, cerebro, huesos, estómago, riñones e intestino del bebé. Estos bebés pueden nacer con bajo peso y tener 10 veces más riesgo de padecer muerte de cuna que lo normal. Los niños desarrollaran problemas del aprendizaje cuando crezcan. Él bebe quizá experimente síntomas de abstinencia inmediatamente después del nacimiento. Pare inmediatamente el uso de esta droga y consulte a su médico.

Los Riesgos a la Salud

La vacuna de la influenza es recomendada por el Centro para el Control de Enfermedades (CDC, por sus siglas en Ingles) para todas las mujeres embarazadas.

Durante su embarazo piense en los siguientes riesgos.

Aerosoles, Insecticidas y Pintura

Todo lo que contenga substancias químicas orgánicas puede penetrar al organismo y transmitirse a su bebé. Evite usar estas substancias durante su embarazo. Si Ud. debe hacerlo, mantenga una buena ventilación y evite la inhalación prolongada. Use una máscara protectora.

Baños Sauna

No están recomendados durante el embarazo los baños sauna. Las temperaturas extremas pudieran dañar al bebé en desarrollo. Las temperaturas deben estar por debajo de los 100° F.

Comida del Mar

La Administración de Medicinas y Alimentos de los Estados Unidos ha advertido a las mujeres embarazadas que eviten consumir grandes cantidades de pescado, incluyendo pez espada, tiburón, etc. Estos pescados pueden que hayan acumulado niveles de mercurio en el océano que no son saludables para su salud. Una cantidad moderada (12 onzas o menos a la semana) de otros pescados, como el atún, es probablemente mas seguro de ingerir durante el embarazo. Albacora (blanco) atún tiene más mercurio que el atún enlatado ligero. Albacora debe de ser consumido solo 6 onzas por semana. El departamento de salud local debe ser contactado para obtener información adicional sobre la pesca y la venta de los mismos en su área. Capsulas de aceite de pescado pueden ser tomadas con las direcciones de su Obstetra.

Duchas Vaginales

No hay necesidad de darse duchas vaginales durante el embarazo. Puede haber accidentes a la hora de introducir el aparato de las duchas como: sangrado, o introducción de aire en el organismo, causando problemas a Ud. y su embarazo.

Diarrea

La diarrea es el aumento en el número, o disminución de consistencia de las evacuaciones. Si Ud. desarrolla diarrea durante el embarazo haga lo siguiente:

- Determine si tiene contracciones – vea "Trabajo de Parto Prematuro" (página 48).
- Tome líquidos claros por 24 horas (té, gelatina, "Gatorade", "Sprite", "7-Up", paletas o caldos).
- Evite o limite la cantidad de jugos de fruta.

Diarrea (continuación)

- Coma dieta blanda durante las siguientes 24-48 horas (queso cottage, queso, yogurt simple, plátano, puré de manzana, papas al horno, galletas saladitas, pan tostado, arróz blanco).

- Aumente sus comidas gradualmente hasta que Ud. vuelva a comer lo usual.

- Si esto no funciona llame a su médico.

- Si existen más de 6 evacuaciones al día o si existen otros síntomas llame a su médico.

- No use Pepto Bismol para tratar la diarrea porque contiene aspirina en sus ingredientes.

Gatos, Carne Cruda

Los gatos son acarreadores del agente que produce la "toxoplasmosis", una infección que puede causar deformidades en su bebé. Este organismo se encuentra en las heces fecales de los gatos y en la carne cruda. Evite esta y otras enfermedades lavándose muy bien las manos después de tocar a los gatos. No manipule la caja de excremento de los gatos, y no coma carne cruda. Cuando trabaje en el jardín siempre use guantes, ya que los gatos pueden hacer sus necesidades en su jardín.

Las Gripes o Resfriados

Si Ud. siente que le está dando gripe o resfríado, siga los siguientes pasos:

- Tómese la temperatura dos veces al día. Si esta se encuentra arriba de 100.3° F, llame a su doctor.

- Aumente su ingesta de líquidos (10 -12 vasos diarios).

- Mantenga una nutrición balanceada. • Aumente sus períodos de reposo.

- Utilice un micronebulizador (vapor frío) durante la noche para dormir.

Llame a su médico Obstetra:

- Si su temperatura es mayor de 100.3°F.

- Si su pecho duele, usted esta tosiendo y expectorando flema de color verde o si se encuentra con dificultad al respirar (corto de aliento).

- Si usted siente su garganta muy irritada o esta teniendo problemas al tragar.

- Si su tos, congestión o dolor de garganta continua por mas de 7-10 días.

- Si usted siente que necesita usar medicamentos con o sin receta.

Medicamentos

Las mujeres embarazadas deben consultar a su medico antes de tomar un medicamento, incluso aquellos que se obtienen sin receta.

Rayos-X

Cuanto esto sea posible evite exponerse a los rayos-X. Esto incluye las placas que toma el dentista. Consulte siempre a su médico para saber si se justifica su indicación.
Solicite batas o escudos protectores del abdomen durante cualquier placa de rayos-X.

Su Trabajo

En la mayoría de los casos, las mujeres pueden trabajar hasta la hora de entrar en trabajo de parto. Pueden ser necesarias ciertas restricciones dependiendo del tipo de trabajo y de las necesidades de su embarazo. Consulte siempre a su médico.

Rubéola (Rubella)

Conocida también como "sarampión alemán" (German Measles) o "sarampión de tres días" (three-day measles), es una enfermedad producida por un virus contagioso y ocurre por lo general antes de la adolescencia. Cuando dá esta enfermedad por lo general confiere, inmunidad permanente. Cuando Ud. va al médico para su visita prenatal se determina si Ud. es inmune a la rubéola.

La enfermedad se manifiesta por dolor de garganta, cabeza, pérdida del apetito y fiebre baja. Luego aparece urticaria fina en la cara que se disemina por el tronco abdomen y luego las extremidades.

Si una mujer embarazada adquiere la rubéola puede ocasionar problemas al bebé. Durante el primer trimestre del embarazo puede provocar aborto o deformidades en el feto y también ceguera.

Es importante que aquellas mujeres no inmunes a la rubéola eviten el contacto con personas con la enfermedad. Esto puede incluir niño(a)s con síntomas de gripe y urticaria. Después del parto aquellas mujeres sin inmunidad deben ser vacunadas.

Trabajos Dentales

Las bacterias y el balance ácido-base de la boca cambian durante el embarazo, y esto puede hacerla más predispuesta a las caries dentales. Es buena idea ir al dentista para una limpieza profesional al principio del embarazo para impedir la inflamación de las encías que ocurre comúnmente durante el embarazo. Informe a su dentista que Ud. está embarazada. Deben evitarse los rayos-X cuanto sea posible. Si es necesario, se pueden tomar rayos-X dentales más adelante en el embarazo si se usa un delantal protector. Por lo general es mejor esperar hasta que nazca el bebé para tomar radiografías y efectuar trabajo dental extenso.

Vacunas

Las vacunas protegen a usted y a su bebe de algunas infecciones que pueden ser muy serias. Algunas vacunas son seguras de recibir durante del embarazo y otras no lo son. Su médico le informara cuales son las vacunas adecuadas de recibir durante y después del embarazo.

- Vacuna de la Influenza: Las mujeres embarazadas que se infectan con el virus de la influenza son más propensas a desarrollar complicaciones como la neumonía. La vacuna de la influenza protege a la madre y a su bebe. Los bebes no deben recibir la vacuna de la influenza hasta que alcancen los seis meses de vida, pero ellos estarán protegidos a través de la vacuna que la madre recibe durante el embarazo. El Centro para el Control y Prevención de los Estados Unidos anima y alienta a todas la mujeres embarazadas y las mujeres que han dado a luz a su bebe, a que reciban la vacuna en contra de la influenza. Esta inyección está hecha de virus que no son activos y por lo tanto no representan riesgo y son seguras para la madre y su bebe. Las familia inmediata de la mama y de él bebe también deben considerar recibir esta vacuna.
- Vacuna de la Hepatitis B: Si usted está en riesgo de contraer Hepatitis B (personas que trabajan en centros de cuidado de la salud, viaja a áreas con riesgo de infectarse de Hepatitis B, o tiene condiciones crónicas de salud) debe de consultar con su médico acerca de recibir esta vacuna. La vacuna de la Hepatitis B no contiene virus activos, y estudios han demostrado que no existen riesgos aparentes para el desarrollo del bebe.
- Vacunas que se deben evitar: De acuerdo al Centro para el Control y Prevención de los Estados Unidos (CDC por sus siglas en Ingles) las siguientes vacunas que contienen virus activos, no son recomendadas durante el embarazo: vacuna de la influenza vía nasal (las vacuna de la influenza a través de inyección si es recomendada), la vacuna en contra del sarampión, las paperas y la rubeola no es recomendada. También debe evitar las vacunas de la varicela y la vacuna en contra de la tuberculosis. La vacuna del papiloma virus parece ser segura de para la mama y su bebe, pero aún se hacen estudios para demostrar si es segura y no ha sido aprobada para usarse durante el embarazo. Otras vacunas deben de ser consultadas con su médico.

Infecciones Transmitidas a través del Sexo (Enfermedades Venéreas)

Clamidia

La infección por clamidia es una de las enfermedades venéreas más comunes en los EE.UU. Muchas mujeres con esta infección no tienen síntoma alguno. Aquellas con síntomas pueden comenzar a sentirlos de 2 días a 3 semanas después del contacto sexual con alguien que tenga la infección. La clamidia es un organismo que infecta la cérvix y puede diseminarse a la matríz y las trompas de falopio. Las infecciones por clamidia pueden producir problemas de infertilidad (cuando las mujeres no se pueden embarazar), o embarazos ectópicos. Los síntomas son: flujo (desecho) vaginal amarillento con dolor o ardor al orinar o en el área genital, dolor a la relación sexual. Una mujer embarazada con infección por clamidia puede transmitirle la enfermedad al bebé a la hora de nacimiento. A veces el bebé adquiere la infección en los ojos pero a veces puede producirse una situación mucho más seria como neumonía que puede requerir de hospitalización. También puede producirse trabajo de parto prematuro en las mujeres infectadas con clamidia. Es importante la detección y tratamiento tempranos de la enfermedad para asegurar el nacimiento de un bebé sano.

Gonorrea

La gonorrea es una enfermedad de transmisión sexual relativamente común. Muchas mujeres no tienen síntomas; por esta razon el contacto sexual con una pareja de la cual se sospeche que esta infectada, debe ser mencionada a su obstetra. Reporte cualquier sospecha a su médico para obtener un cultivo y tratamiento si es necesario. Si esta enfemedad no se trata, pudiera causar parto prematuro y ceguera del recién nacido.

Herpes

El herpes genital causado por el virus del herpes simple (HSV) es una enfermedad de transmisión sexual que comienza 2-20 días después del contagio. Las mujeres tendrán una vesícula o grupo de vesículas (ampollas) en el área genital que pueden causar dolor o ardor. El virus puede permancer dormido por largos períodos de tiempo sin recurrencias. Otras mujeres en cambio pueden sufrir recurrencias frecuentes con aparición de estas vesículas cada mes o más frecuentemente. Cualquier antecedente de herpes simple suyo o de su pareja debe de reportarse a su médico. Durante el embarazo debe evitar las relaciones sexuales si existe recurrencia con presencia de vesículas en el área genital suya o de su pareja. Es importante que su médico obtenga un cultivo de Herpes si existen recurrencia durante el embarazo. Si existe un cultivo positivo o presencia de vesículas durante el trabajo de parto puede ser necesario hacerle una operación cesárea para evitar el contagio del bebé a la hora del nacimiento. Es importante reportar al médico si hay trabajo de parto o salida de líquido.

Hepatitis B y Hepatitis C

El Virus de la Hepatitis B (VHB): Puede ser transmitido al bebe si la madre se infecta durante el embarazo. El viurs de la Hepatitis B es transmitido durante actividades que incluyen inyectarse con drogas, tener relaciones sexuales con una pareja que tenga

Hepatitis B y Hepatitis C (continuación)

este virus, o si se comparte artículos como cepillos de dientes o navajas de afeitar con personas que están infectadas con este virus. El Centro para el Control y Prevención de los Estados Unidos actualmente recomienda que cada mujer embarazada complete un examen para saber si tiene el virus de Hepatitis B. El virus de Hepatitis B en una mujer embarazada representa un alto riesgo para ambos. Si no se usan los tratamientos disponibles para tratar esta infección, 40% de los bebes nacidos con la infección del VHB desarrollará una infección crónica, un cuarto de esta población puede morir a causa de enfermedad crónica del hígado. Al identificar la infección de Hepatitis B entre las mujeres embarazadas y proveer tratamiento para él bebe durante las primeras 12 horas del nacimiento puede prevenir que el bebe sea infectado. Consulte esto con su médico.

El Virus de la Hepatitis C (VHC): Este virus es raramente pasado de una mujer embarazada a su bebe; 4 de cada 100 infantes nacidos de madres con el virus de Hepatitis C llegan a ser infectados con el virus. El riesgo llega a ser mayor si la madre está también infectada con el Virus de Inmunodeficiencia Humana (HIV por sus siglas en Ingles). Hasta la fecha, no existe una vacuna para prevenir la Hepatitis C. El Centro para el Control y Prevención de los Estados Unidos no recomienda exámenes de rutina para Hepatitis C para las mujeres embarazadas. Las mujeres embarazadas deben de hacer un examen de Hepatitis C si usan drogas o usaron drogas inyectadas a través de jeringas, o tienen perforaciones (piercing) en su cuerpo o si tienen tatuajes que fueron hechos con instrumentos que no estaban esterilizados. Consulte con su médico si usted necesita hacer exámenes de Hepatitis C.

Sífilis

La sífilis es una enfermedad venérea crónica, contagiosa. Si se adquiere antes o durante la fecundación puede causar aborto o muerte fetal. Los síntomas pueden ocurrir de 10 - 90 días después del contagio. La persona infectada desarrolla una ulceración en el sitio de contagio llamada chancro. La ulceración desaparece aún sin tratamiento. La segunda etapa de la sífilis aparece 6 semanas después con fiebre leve, dolor en la faringe, urticaria con lesiones en todo el cuerpo. Esta etapa también desaparece sin tratamiento. Durante varios meses o años, no existen síntomas y la enfermedad sólo se detecta mediante un examen de laboratorio. Si no se trata, afecta seriamente la salud de la madre, del compañero sexual y del bebé. Si nace un bebé de una madre afectada con la sífilis, este puede tener deformidades en el corazón, hueso y cartílagos y otros tejidos. Reporte cualquier síntoma a su médico.

Verrugas genitales (condiloma acuminado)

Las verrugas genitales (o condilomas) están causadas por un virus llamado papilomavirus humano (HPV). Este virus se transmite sexualmente. Los condilomas pueden crecer rápidamente durante el embarazo. En algunos casos pueden bloquear el canal del parto. Es posible recibir cuidados y tratamiento durante su embarazo. Después del parto es importante hacerse el papanicolaou en forma regular. El virus puede ascender e infectar la vagina y el cérvix aumentando las posibilidades de dar resultados anormales al papanicolaou. El cual puede desarrollarse en cáncer cervical.

Virus Humano de Inmunodeficiencia (HIV)
y el Síndrome de Inmunodeficiencia Adquirida (SIDA)

El virus de inmunodeficiencia (HIV) se transmite de persona en persona a través de los fluidos corporales tales como la sangre, semen (producido por los hombres durante la eyaculación), y fluido vaginal. Una vez que el virus penetra en el organismo invade y destruye las células del sistema inmune (que se encarga de defender al cuerpo en contra de la enfemedad). El sistema inmune dañado, entonces, permite infecciones que pueden producir la muerte. La infección por HIV o SIDA dura toda la vida y por lo general es fatal, si no es tratada con medicamentos antivirales.

Las mujeres pueden transmitir el virus a sus bebés durante el embarazo, el parto o la lactancia, a través de la leche materna. Las pruebas para detectar el Virus Humano de Inmunodeficiencia (HIV) y el Síndrome de Inmunodeficiencia Adquirida (SIDA) pueden ser ofrecidas durante su embarazo. La mayoría de los bebés infectados muere antes de los 3 años de edad.

Si Ud. cree haber sido expuesta al virus del SIDA solicite la prueba a su médico. Su riesgo se encuentra elevado si Ud.:

• Utiliza drogas intravenosas (inyectadas por las venas con agujas contaminadas).

• Tiene relaciones sexuales con alguien que tiene muchas compañeras sexuales, usa drogas intravenosas o es bisexual (que tiene relaciones con miembros de ambos sexos).

• Ha tenido transfusiones sanguíneas después de 1963.

Las Infecciones Vaginales

La Candidíasis (Moniliasis)

La candidíasis es causada por un hongo. Aunque puede afectar a cualquier mujer, se ve más frecuentemente en mujeres embarazadas, en diabéticas u obesas. Los síntomas incluyen: flujo blanco (como queso cottage), árdor o comezón en el área genital. La candidíasis puede tratarse fácilmente durante el embarazo.

La Tricomoníasis Vaginal

La tricomoníasis vaginal es causada por un protozoario (organismo unicelular mayor que una bacteria). Este tipo de vaginitis es transmitida sexualmente. Las mujeres infectadas tendrán un flujo muy irritante, de coloración verde-amarillenta y de mal olor. El flujo puede producir árdor y comezón especialmente al orinar, y también enrojecimiento e inflamación. Por lo general es necesario dar tratamiento a los dos miembros de la pareja para eliminar la enfermedad.

La Vaginosis Bacteriana

Los síntomas de la vaginosis bacteriana son: flujo vaginal con olor "a pescado". Por lo general no existen el enrojecimiento o comezón. La vaginosis bacteriana puede ocurrir junto con otros tipos de infecciones. De modo que pueden existir otros síntomas. En el embarazo, esta infección aumenta el riesgo de trabajo de parto prematuro, y ruptura prematura de membranas. Ud. Debe consultar a su médico para determinar la causa exacta del problema.

El Ejercicio y El Reposo

El Reposo

Es importante que repose adecuadamente durante el embarazo. Duerma 8 horas todas las noches y tómese una siesta por las tardes. Es deseable que repose sobre su lado izquierdo después del quinto mes del embarazo. Esto ayudará a mejorar la circulación y disminuye la hinchazon de los pies.

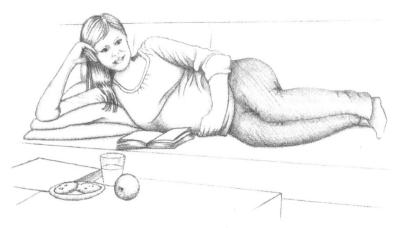

El Ejercicio

Para poder estar en forma a la hora del trabajo de parto es necesario practicar algún ejercicio con moderación. El embarazo no es un buen momento para practicar alguna actividad nueva. Pero si tiene cuidado puede continuar con ciertas actividades que ha venido practicando. Si Ud. tiene alguna duda acerca de que actividad puede desarrollar consulte con su médico. Por lo general se prefiere un ejercicio de "bajo impacto" tal como caminar o nadar. Si no ha desarrollado estas actividades anteriormente puede empezar la caminata. Camine poco al principio y aumente progresívamente hasta llegar a 30 minutos por día. Este ejercicio le pondrá en forma para el parto. No es suficiente caminar en el trabajo, cuidando a sus hijos o cuando va de compras. Necesita tiempo adicional para practicar la caminata continua. Hágalo diariamente y no menos de 3 veces a la semana. En los meses calurosos o lluviosos puede hacerlo dentro de un centro comercial (mall).

Si tiene donde hacerlo la natación es un ejercicio muy bueno para los músculos de las piernas y abdomen; además de que aumenta su resistencia. Los ejercicios de "alto impacto" como correr, saltar o forcejear no son recomendables durante el embarazo. Es recomendable mantener su pulso por debajo de los 140 latidos por minuto.

Los ejercicios siguientes le ayudarán a mantener su cuerpo en forma en el embarazo. También le alivian ciertas molestias comunes en el embarazo.

Ejercicios Abdominales

Proposito:
Fortalecer y ejercitar sus músculos abdominales y mejorar su circulación.

Practica:
• Elevación de las piernas – Acuéstese "boca-arriba" con sus piernas semiflexionadas. Doble una pierna y acerque la rodilla al pecho lo más que pueda. Estire la pierna hacia el techo, doble de nuevo su rodilla contra el pecho, y regrese la pierna a la posición original. Haga lo mismo con la otra pierna. Repita esto 10 veces al día.

Haga círculos con el pie para mejorar la circulación.

• Elevación de las rodillas – Acuéstese "boca-arriba" con sus piernas semiflexionadas. Levante la cabeza y trate de tocar la rodilla con la naríz. Intente con la otra pierna. Repita hasta 10 veces al día.

• Cuando haya terminado ruede su cuerpo hacia un lado antes de levantarse.

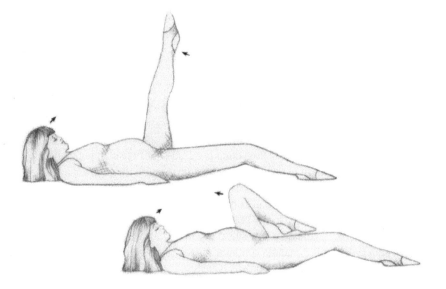

Acuéstese "boca-arriba" sólo por unos minutos a la vez. Descanse sobre su lado izquierdo para evitar la interferencia con la circulación de los vasos sanguineos.

Elevación Pasiva de las Piernas

Proposito:
Aumentar la circulación de las piernas y reducir las molestias producidas por las várices, los calambres y la fatiga muscular.

Practica:
- Acuéstese sobre su lado izquierdo y eleve las piernas por arriba del área pelvica usando una almohada.

- Haga esto todas las noches aproximadamente por una hora, y a diferentes intervalos durante el día.

Posición "a gatas" Modificada

Proposito:
Ayuda a aliviar la presión pélvica, hemorroides, y calambres en los muslos y trasero. Ayuda a aliviar el dolor de la espalda y las piernas.

Practica:
- Hincada con las rodillas separadas unas 18 pulgadas.

- Coloque sus antebrazos en el piso. Su pelvis deberá quedar más levada que el resto de su cuerpo.

- Contraiga sus músculos abdominales un poco para disminuir la presión del bebé sobre su pared abdominal.

- Mantenga su espalda recta. Sus muslos deben encontrarse perpendiculares al piso. Mantenga esta posición por dos minutos, y poco a poco aumente a 5 minutos.

- Vuelva a la posición hincada y descanse sus músculos. Incorpórese lentamente y con mucho cuidado para mantener su balance.

- Repita este ejercicio a intervalos durante el día cuando lo necesite.

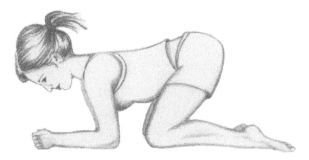

Ejercicios de Kegel (Unos de los más importantes)

Proposito:
Fortalecer los músculos que se localizan alrededor de la vagina y la uretra. Controlar completamente la contracción y relajación de estos músculos. Esto le ayudará durante el parto y permitirá una recuperación rápida en el puerperio.

Practica:
- Para saber cuales son los músculos a ejercitar, detenga o trate de detener el flujo de la orina mientras use el excusado. Practique esta acción de contracción y relajación mientras esta sentada, de pie, caminando, manejando y viendo televisión.

- Trate de contraer los músculos a una máxima intensidad y relajar gradualmente hasta relajar completamente.

- Intente contraer los músculos de adelante hacia atrás hasta incluir el ano y el recto usando el ejercicio indicado. Practique estos ejercicios todas las mañanas, tardes y noches (tres veces al día). Empiece con 5 ejercicios, y aumente gradualmente hasta 20 - 30 cada vez.

Presión con las Rodillas

Proposito:
Fortalecer la parte interna de los muslos y estirar los músculos de la espalda.
También mejoran la circulación.

Practica:
Siéntese en el piso, coloque sus pies juntos (planta contra planta), y trate de acercar sus piernas al cuerpo lo más que pueda. Manteniendo recta la espalda respire profundo y suelte el aire presionando sus rodillas contra el piso suavemente. Cuente hasta 3. Relaje la espalda. Repita esta secuencia 10 veces todos los días.

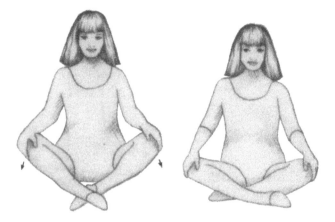

Haciendo Círculos con los Hombros

Proposito:
Fortalecer y aliviar las molestias de la parte superior de la epalda.
También quita la sensación de adormecimiento en los brazos y dedos.

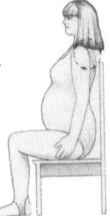

Practica:
• Con los brazos flojos a los lados, levante los hombros tratando
de tocar las orejas.

• Rote los hombros hacia atrás hasta donde sea posible sin forzarse.

• Relaje los hombros y vuelva a la posición original.

Ejercitando el Tórax

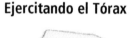

Proposito:
Disminuir la presión debajo de las costillas y mejorar
la respiración.

Practica:
• Dirija su brazo por arriba de su cabeza, tan alto como sea
posible y respire profundo.

• Repita el ejercicio con el brazo opuesto y alterne con los
dos brazos.

Ejercitando la Pantorrilla

Proposito:
Alivia y evita los calambres de las piernas. Debe practicarse regularmente.

Practica:
• Póngase de pie, colocando las manos en el respaldo de la silla con los pies juntos.

• Deslice el pie acalambrado hacia atrás hasta done sea posible sin despegar
el talón del piso.

• Doble la rodilla de la otra pierna y relájese.

• Regrese a la posición original y repita el ejercicio.

Ejercitando la Pelvis

Proposito:
Fortalecer los músculos abdominales, disminuir el dolor en la espalda y mejorar la circulación.

Practica:

Este ejercicio puede hacerse en tres posiciones diferentes. El ejercicio debe practicarse lentamente y en forma rítmica. Durante el ejercicio, apriete los músculos abdominales y empuje su pelvis hacia adelante para que la espalda salga hacia atrás lo más posible.

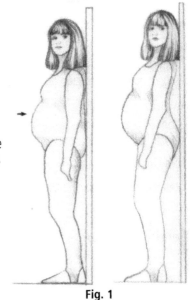

Fig. 1

• Coloquese "a gatas" con los brazos estirados (figura 1). Apriete sus músculos abdominales y empuje su pelvis hacia adelante. Esto arqueará su espalda hacia arriba. (figura 2) Descanse y repita 10 veces.

• En posición de pie con sus hombros y trasero contra la pared, con sus rodillas un poco flexionadas, empuje su pelvis hacia adelante para recargar bien la espalda sobre la pared. Mantenga un poco y luego descanse. Si pone Ud. sus manos sobre sus caderas durante el ejercicio sentirá que se mecen hacia adelante y hacia atrás. (figura 3) Repita 10 veces.

Fig. 2 Fig. 3

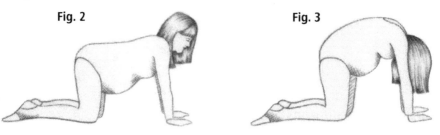

• Acuéstese sobre la espalda, doble las rodillas manteniendo sus pies en el piso. Apriete sus músculos abdominales y empuje su pelvis hacia adelante para apoyar bien su espalda contra el piso. Luego descanse (mientras lo hace, coloque sus manos detrás de la espalda). (figura 4) Repita 10 veces.

Fig. 4

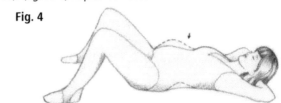

Síntomas Comunes Durante el Embarazo y su Tratamiento a Base de Ejercicio

Síntomas	Ejercicio
Salida de orina cuando tose o se ríe	Kegel
Dolor abdominal cuando tose	Ejercicios Abdominales
Sensación de pesadez en la pelvis	Posición "a gatas", Kegel
Hermorroides e hinchazon de la vagina *	Posición "a gatas", descanse con la pelvis elevada, Kegel
Dolor en la parte baja de la espalda - un lado	Posición "a gatas"
Calambres en los múslos y trasero*	Posición "a gatas"
Calambres en las piernas*	Elevación y Ejercicios de la Pantorrilla
Piernas cansadas	Elevación y Ejercicios de la Pantorrilla
Várices en las piernas	Elevación y Ejercicios de la Pantorrilla
Falta de aire	Buena postura, Ejercicios del Tórax
Dolor en la parte baja de la espalda*	Ejercicios de la Pelvis, buena postura
Dolor en la parte media de la espalda	Presión con las Rodillas
Dolor en la parte alta de la espalda	Haciendo Círculos con los Hombros, buena postura
Adormecimiento de los brazos y los dedos	Haciendo Círculos con los Hombros

* Vea: Trabajo de Parto Prematuro, pagina 48

Las Evaluaciones y Análisis Prenatales

Se realizan varias pruebas de laboratorio para obtener información acerca de su salud y la del bebé. Se presentan algunos de los análisis prenatales que se ordenan comúnmente. Su médico puede solicitar más o menos exámenes de acuerdo a las características de su embarazo.

Perfil Prenatal: Se obtiene durante o poco después de la primera visita prenatal.

- Exámenes de sangre:

  Grupo sanguíneo y factor Rh (+ o -)

  Anticuerpos a la rubéola para determinar si tiene inmunidad a la enfermedad

  Exámen de la Hepatitis B para diagnosticar si usted es portador de este virus que daña el hígado y puede ser transmitido al bebe.

  Hepatitis C si usted tiene tatuajes o agujeros (piercing).

  Biometría hemática para diagnosticar la presencia de anemia. Este estudio por lo general se repite varias veces durante el embarazo.

- Papanicolaou (prueba del cáncer) como estudio de muestreo del cáncer cervico-uterino.

- Exámen general de orina y urocultivo para determinar la presencia de infección e investigar el funcionamiento renal.

- Prueba de la sífilis (VDRL o RPR) para determinar la presencia de la enfermedad. Si se detecta infección debe tratarse inmediatamente. El examen puede ser repetido durante los últimos tres meses del embarazo.

- Cultivo de gonorrea y clamidia para detectar la presencia de infección (a veces asintomática).

- Análisis sanguíneos y/o cultivos adicionales dependiendo de cada caso individual.

- El exámen del HIV es recomendado a usted para detectar si usted esta infectada.

Analisis Geneticos: Si existen antecedentes familiares de anomalías genéticas o deformidades al nacimiento su médico pudiera sugerirle consejo y análisis genéticos.

Existen dos maneras de hacer análisis de los cromosomas:

- Amniocentesis: Esta prueba se realiza entre la semana 14-19 del embarazo. Con ayuda del ultrasonido se introduce una aguja dentro de la cavidad amniótica y se extrae una pequeña cantidad de líquido. Las células presentes en el líquido amniótico son cultivadas y examinadas al microscopio mediante un análisis llamado cariotipo. Existen ciertos riesgos con este y todos los procedimientos invasivos. Consulte con su médico acerca del procedimiento, sus beneficios y sus riesgos.

- Biopsia de Vellosidades Coriales (CVS): Este procedimiento se realiza entra la semana 9 - 11 de gestación. Se introduce un cateter (tubo) pequeño a través del cérvix (cuello de la matríz) con ayuda del ultrasonido, y se toma una pequeña muestra de tejido placentario. Esta prueba también tiene ciertos riesgos. Consulte con su médico acerca del procedimiento, sus beneficios y sus riesgos. Este examen puede detectar diversos problemas en el feto como Síndrome de Down, Enfermedad de Tay-Sach y Fibrosis Cística.

Pruebas de detección del Primer Trimestre: Hechas entere la semana 10 y 13. Estas son las pruebas hechas mas temprano en el embarazo, no son invasivas y permiten detectar la probabilidad de que el feto tenga Síndrome de Down, Trisomía (triple cromosoma) 18 o 13. Este es un examen de proyección y si resulta positivo, más exámenes como la amniocentesis puede ser ofrecida para obtener un diagnóstico más acertado. Este examen es hecho a través de una prueba de sangre de la mama y también a través de un ultrasonido del bebe.

Pruebas de detección del Primer Trimestre (continuación):

- Un análisis de sangre de la madre mide la cantidad de proteínas asociadas con el embarazo conocidas como PAPP-A y hCG, por sus siglas en ingles.
- El ultrasonido es llamado de translucidez nucal ya que es completado en la nuca (parte posterior del cuello) del bebe y mide la cantidad de líquido en la nuca del bebe.

Análisis Triple: Se realiza entre las semanas 15-20. Este examen ayuda a su obstetra a determinar si existe una probabilidad de que el bebe pueda tener sindrome de down u otros problemas. Es una prueba de sangre materna que mide los niveles de alfafetoproteina (AFP), Gonadotropina corionica humana (HCG) que es una hormona producida durante el embarazo, y estriol. Esta es una prueba de rastreo o exploracion, quiza sea necesario efectuar mas examenes.

La Prueba de la Alfa-Fetoproteina (AFP): Se realiza entre la semana 15 y 20 del embarazo. La prueba de la alfa-fetoproteína se realiza obteniendo sangre materna. La AFP es una proteína producida en el feto que normalmente pasa a la circulación materna. Algunas veces, los niveles de AFP aumentan considerablemente indicando posibles defectos en la columna vertebral y médula espinal como: espina bífida y mielomeningocele o defectos genéticos. El muestreo de sangre durante el embarazo, para la detección de cantidades anormalmente altas o bajas de AFP, puede identificar problemas que requieren de análisis adicionales. Esta es una prueba de averiguación. Los resultados pueden estar fuera del área de lo normal pero no necesariamente significa que exista un problema. Discuta esto con su médico.

El Examen con Ultrasonido (Sonograma): Se realiza comúnmente entre la semana 18 y 20 del embarazo. Quizá sea ordenado en otro momento de su embarazo si ocurren complicaciones. El ultrasonido utiliza ondas sonoras de alta frequencia que se transmiten a una pantalla de televisión. Es un estudio sin dolor y no invasivo que se usa para observar y medir al bebé dentro de la matriz. Otras observaciones incluyen: la posicion de la placenta, 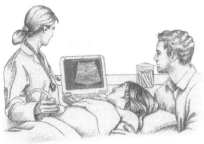 cantidad de líquido amniótico, movimientos fetales, movimiento del corazón. Un ultrasonido es una herramienta útil para evaluar cómo está progresando su embarazo.

También se utiliza en la evaluación del bebé post-término (pasado de la fecha del parto), en la evaluación del crecimiento fetal normal y anormal, y en la determinación de la causa del sangrado en el embarazo. Por lo general no se utiliza en la determinación del sexo fetal.

Hasta la fecha no se conocen riesgos o consecuencias maternas o fetales por el uso del ultrasonido.

La Prueba de la Diabetes: Se realiza entre la semana 26 y 29 del embarazo. El embarazo afecta la manera como el organismo procesa el azucar. A veces la mujer embarazada desarrolla la "Diabetes Gestacional". Si no es tratada esta enfermedad, podría poner en riesgo su salud y la de su bebé. Esta prueba se realiza para identificar pacientes con este problema.

La Mujer RH Negativa: Una mujer puede ser Rh + (Rh positiva, o con presencia del factor Rh), o Rh - (Rh negativa, o con ausencia del factor Rh). Si su tipo sanguíneo es Rh -, y el padre del bebé tiene tipo sanguíneo Rh + existe la posibilidad de que el bebé pudiera también ser Rh +. Pudiera entonces la sangre fetal entrar en contacto con la sangre materna. Si esto ocurre el cuerpo de la madre pudiera rechazar la sangre del feto (por considerarla extraña), y desarrollar anticuerpos para destruírla. Para determinar si esto ha ocurrido, se realiza un análisis sanguíneo entre la semana 26 y 28 que detecta la presencia de anticuerpos anti-Rh. Si estos no se detectan se administra la vacuna de Rhogam para impedir que se produzcan. Ud. necesitará la vacuna de Rhogam si es Rh - y:

- Si se encuentra entre las semanas 26 - 28 del embarazo.
- Si tiene un aborto
- Si su bebé acaba de nacer y es Rh + (debe administrarse antes de las 72 horas después del nacimiento).
- Si tiene Ud. una amniocentesis
- Si tiene Ud. sangrado vaginal significativo durante el embarazo.
- Si ha sufrido una caída, un accidente de tráfico o tenido un trauma en su abdomen.

El Monitor Fetal: Existen instrumentos llamados monitores fetales, y se usan para escuchar y dibujar en una gráfica el latido cardíaco fetal y las contracciones uterinas. Estos instrumentos nos ayudan a evaluar la oxigenación del bebé a través de la placenta. Son varias las razones por las cuales se usa el monitor fetal. Algunas incluyen: cantidad anormal de líquido amniótico, crecimiento fetal inadecuado, disminución de los movimientos fetales, elevación de la tensión arterial materna, diabetes materna o embarazo post-término. Existen además dos pruebas que se realizan con el monitor, la determinación de la actividad fetal (o prueba sin estress, o NST), y la prueba de estimulación con oxitocina (o prueba con estress, CST).

- La prueba sin estress (NST): Esta prueba mide la frecuencia cardíaca fetal durante el movimiento. En condiciones normales, cada vez que hay un movimiento fetal, existe un aumento de la frecuencia cardíaca. Esta prueba dura 20-30 minutos pero puede tomar más tiempo si el bebé se encuentra dormido. Esta prueba se realiza 1 o 2 veces a la semana.
- La prueba con estress, o de estimulación con oxitocina (CST): Esta prueba mide la reacción de la frecuencia cardíaca fetal a las contracciones uterinas. Las contracciones pueden ser espontáneas o inducidas con una medicina intravenosa llamada oxitocina. También pueden producirse mediante la estimulación de los pezones. El resultado normal nos indica que el bebé recibe suficiente oxígeno a través de la placenta durante la contracción.

Perfil Biofísico: Esta prueba combina el ultrasonido con el latido cardiaco fetal. Registra las respiraciones del bebe, movimiento, el tono muscular y el latido del corazón. También mide la cantidad de liquido amniótico alrededor del bebe. Cuanto más elevado sea el resultado mejor será la condición el bebe.

El Estreptococo del Grupo B: Esta bacteria se encuentra en el intestino de la madre, y puede también hallarse en los genitales tanto femeninos como masculinos. Las madres puede tener la bacteria como comenzal (viviendo en el cuerpo pero no produciendo enfermedad). Se dice entonces que están colonizadas. La bacteria no se transmite sexualmente entre los adultos pero puede en cambio transmitirse al bebé durante el parto. Si esto sucede, el bebé puede presentar una enfermedad seria. Se realiza una prueba a las mujeres embarazadas entre las 35 y 37 semanas del embarazo. Se obtiene una muestra genital durante un examen vaginal. Si los resultados son positivos, su médico puede sugerirle el uso de antibióticos durante su embarazo, o durante el parto.

Las Etapas del Embarazo

Crecimiento del Bebé

Primer Mes
(0-6 semanas)

Ha continuación se describirá el crecimiento del bebé de acuerdo al mes de embarazo. Nótese la sección llamada "Su Responsibilidad" para cada mes del embarazo.

Su Bebe

Al final de este período su bebé ha crecido de 1/4 de pulgada (poco menos de 1 cm) a 1

AL FINAL DE LA CUARTA SEMANA

pulgada (2.5 cm) de largo, dentro del saco que contiene el líquido amniotico (la bolsa de las aguas o la fuente). • Las características hereditarias ya han sido determinadas desde el momento de la concepción (cuando el espermatozoide se encuentra con el óvulo femenino). • El espermatozoide paterno ya ha determinado el sexo de su bebé. • El cerebro y sistema nervioso se forman. • El corazón y los pulmones comienzan a formarse. • Aparecen manchas pequeñas que formarán las orejas ojos y naríz. • Las yemas de los brazos y piernas se forman.

Su Cuerpo

Cuando le faltó su primera regla tenía Ud. ya dos semanas de embarazo y cuando le faltó su segunda regla tenía 6 semanas. • Sus senos se sienten adoloridos y sensibles. • Su prueba del embarazo se tornó positiva el primer día que le falto la regla. • Puede Ud. sentir náusea especialmente durante la mañana. • Todavía no ha aumentado de peso ni notará crecimiento del abdomen. • La placenta comienza a formarse y a producir hormonas que prepararán su cuerpo para el embarazo. • Ud. sentirá cansancio y sueño. • Su matríz crece y se torna más suave y redonda pero todavía yace detrás del hueso púbico, dentro de la pelvis.

Su Responsabilidad

Haga una cita lo más pronto posible para obtener cuidados médicos. • Consulte a su médico antes de tomar cualquier medicamento. • Evite los cigarrillos, bebidas alcohólicas, te, café y otras bebidas que contienen cafeína. • Evite exponerse a los rayos-X durante su embarazo. • Coma una dieta balanceada de pan de grano entero y cereales, frutas y verduras, productos lácteos y carne, pescado u otras fuentes de proteína. • Discuta con su pareja los sentimientos positivos o negativos tienen los dos, acerca del embarazo. • Decida cómo y cuando comunicar a su familia, amigos y a su jefe en el trabajo acerca de su embarazo. • Registrece en programas de educación para preparación del embarazo y el parto.

Segundo Mes
(6-10 semanas)

Su bebé mide ahora 2 1/4 pulgadas (5 1/2 cm) de largo y pesa 1/2 - 1 onza (15 -30 g) al final de este mes.

Su Bebe

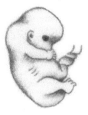

AL FINAL DE LA OCTAVA SEMANA

Tiene un cordón umbilical bien formado. • La cabeza es grande porque el cerebro crece a mayor rapidez que otros órganos. • Late el corazón. • El estómago, hígado y riñones comienzan a formarse. • Esta es la etapa crítica de formación de los órganos visuales y auditivos. • Comienzan a darle forma al cuerpo del bebé los cartílagos, músculos y la piel. • Comienzan a formarse los dedos de las manos y pies. • Las uñas comienzan a formarse. • Las estructuras faciales comienzan a formarse.

Su Cuerpo

La placenta continua creciendo y produciendo mayor cantidad de hormonas. • Los senos aumentan en tamaño y la aréola (alrededor del pezón) se torna obscura. • Las secreciones vaginales se vuelven, mas mucosas, y de coloración blanquecina. La mucosa vaginal se vuelve azulada como resultado del aumento de la circulación en la pelvis. • Su matríz aumenta de tamaño y empuja hacia adelante donde se encuentra su vejiga. Esto hace que Ud. orine más frecuentemente. • Puede Ud. sentir náusea todavía especialmente durante las mañanas. • El cansancio y sueño se sienten todavía. • Su cintura aumentará de tamaño. • Su matríz todavía yace por dentro de la pelvis y a veces es posible sentir una pequeña tumoración por arriba del hueso púbico al final de las 10 semanas. • Su peso aumenta de 1-2 libras (0.5-1 Kg) al final de este mes.

Su Responsabilidad

Visite a su médico durante este mes y hágalo regularmente. • Pregunte los resultados de sus análisis prenatales, su presión arterial, peso y estudio de orina cada vez que se presente a sus citas. Apunte estos resultados en su "registro de citas con el médico" al principio del libro. Conozca su grupo sanguíneo y factor Rh. Anótelos en su "registro de citas". • Pregunte acerca de los resultados de su hemoglobina o hematocrito para saber si tiene anemia. • Descanse y relájese; por lo general no necesitará tanto reposo más adelante. • Comience ejercicios diariamente - la natación, caminata o "aerobics" de bajo impacto. • Evite los cigarrillos, el alcohol, la cafeína, la comida "chatarra", y cualquier medicamento a menos de que haya sido recomendado por su médico. • Tome las vitaminas prenatales y hierro prescritas por el médico. • Coma una dieta balanceada con cereales y pan de grano entero. Si no lo ha hecho, inscribase en programas de clases prenatales. • Discuta con su pareja sus ideas y preocupaciones y dudas acerca del embarazo. Es normal tener dudas y preocupaciones a este respecto. • Pregunte a familiares y amigos con hijos acerca de sus experiencias en los primeros meses del embarazo. • Si tiene Ud. seguro médico (aseguranza) averigue qué aspectos del embarazo y la maternidad están cubiertos.

Tercer Mes
(10-14 semanas)

Su bebé mide 6 pulgadas (15 cm) de largo y pesa 1/4 de libra (130 g) al final de este mes.

Su Bebe

La cantidad de líquido amniotico es de aproximadamente 225 ml (1 taza). • Su bebé traga líquido amniótico y sus pequeños riñones producen orina la cual formará parte del líquido amniótico. • El cordón umbilical está ya bien formado y la sangre circula entre el bebé y la placenta. • Su bebé tiene movimientos pero estos no son percibidos por la mamá. • Su corazón late a 120-160 latidos por minuto. • Las cuerdas vocales están ya formadas. • Los órganos sexuales se han formado. • Al final de este mes las orejas, brazos, manos, dedos, piernas y pies del bebé están completamente formados. • Existen movimientos reflejos de los brazos piernas y manos. • Las papilas gustativas se forman. • El cuello está bien definido y la cabeza (todavía relativamente grande) puede extenderse en posición erecta.

A LAS DOCE
SEMANAS

Su Cuerpo

Su ganancia de peso ha sido poca hasta ahora - problablemente 2-3 libras. • Su apetito aumenta en este período. • La náusea comienza a desaparecer. • Notará estreñimiento debido a la acción hormonal sobre el intestino. • Aumentará la sudoración. • Su matríz se siente ahora por arriba del hueso púbico. A veces puede endurecerse cuando existe una contracción. • La placenta se encuentra completamente formada y continúa produciendo hormonas que ayudan al embarazo. • Ud. sentirá más energías al final de este mes. • El embarazo puede ocasionarle angustias y todo tipo de emociones. Ud. Puede encontrarse deprimida o alegre sin razón aparente.

Su Responsabilidad

No falte a su cita prenatal. • Coma una dieta balanceada con proteína, fruta fresca y verduras. • Tome 6-8 vasos de agua cada día. • Evite los cigarrillos, el alcohol, la cafeína, y cualquier medicina que no haya sido prescrita por su médico. • Haga ejercicio todos los días - la caminata diaria es saludable. Intente hacerlo hasta que se acostumbre a 30 minutos diarios. • No use pintura (excepto latex), pesticidas o aerosoles durante su embarazo. • Examine su presupuesto y comience a ahorrar dinero para comprar cosas que necesitará su bebé. • Pregunte a su médico acerca de sus síntomas o preocupaciones. • Dedique tiempo a platicar con su pareja acerca de sentimientos negativos y positivos acerca de su embarazo. Además de su pareja hágalo con alguna otra persona que comparta sus sentimientos sin juzgarla. • Comience a decidir si Ud. va a dar pecho o botella a su bebé.

Cuarto Mes
(14-19 semanas)

Su bebé medirá 10 pulgadas (25 cm) de largo y pesará 3/4 de libra (300 – 450 g) al final de este mes.

Su Bebe

El líquido amniótico aumenta significativamente durante este período y su bebé se mueve líbremente dentro del saco amniótico. • Sus riñones producen orina. • El pelo comienza a aparecer en la cabeza. • El cuerpo del bebé está cubierto de un pelo fino llamado lanugo. Crecen las cejas y las pestañas. • La piel se llena de tejido graso. • Este es un período de crecimiento acelerado. • Los movimientos fetales son ahora lo suficientemente fuertes para ser percibidos por la madre.

Su Cuerpo

Su matríz ha alcanzado el ombligo durante este período. • Su peso aumenta de 3/4 - 1 libra (0.5 Kg) por semana. De modo que ganará Ud. casi una libra al final de este mes. • La plcenta produce hormonas que ayudan a suavizar sus músculos y articulaciones para ayudar al parto. • Aumenta su apetito y sentirá más hambre durante este mes. Tendrá antojos para ciertas comidas pero esto no quiere decir que su cuerpo necesita estos alimentos. • Sus pezones y aréola se tornarán de coloración obscura. • Aparece una linea obscura en la parte media del abdomen (línea negra del embarazo). • Durante todo el embarazo existe una tendencia a desarrollar infecciones urinarias, de modo que Ud. necesita tomar 6-8 vasos de agua para ayudar a evitarlas. • Su embarazo comienza a notarse. • Durante este período hay menos cansancio y por lo general una sensación de bienestar.

Su Responsabilidad

No falte a su cita con el médico. • Continue con una dieta balanceada con muchas frutas y verduras. • Evite los cigarrillos, el alcohol, la cafeína, y cualquier medicina que no haya sido prescrita por su médico. • Trate de caminar por lo menos 30 minutos al día si no ha tenido complicaciones en su embarazo. • Cuando esté en un automóvil trate de que los cinturones de seguridad le sostengan la parte pélvica y eviten el abdomen cuanto sea posible. • Aprenda y practique los ejercicios de Kegel y pélvicos todos los días. • Acuéstese con los pies discretamente elevados sobre una almohada por lo menos 30 minutos cada día. • Continue tomando sus vitaminas prenatales y hierro si este último ha sido prescrito por el médico. • Escoja ropa confortable y evite ropa apretada. • Si Ud. trabaja, infórmese acerca de sus beneficios por la maternidad. • Discuta con su pareja acerca del futuro de su bebé. ¿Imagínese qué color de pelo o de ojos tendrá? ¿Cómo será su personalidad? Discuta con su pareja acerca de las responsabilidades de cuidar del bebé.

Quinto Mes
(19-24 semanas)

Su bebé pesará 1 1/2 libras (680 g) y medirá 12 pulgadas (30 cm) de largo al final de este mes.

Su Bebe

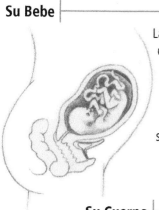

La piel está cubierta por una substancia protectora parecida a crema facial llamada vernix caseosa. A veces esta se desprende y flota en el líquido amniótico. • Los movimientos de los brazos y piernas son aún más perceptibles. • Puede haber pelo en la cabeza. • Los ojos permanecen cerrados. • La piel es arrugada y rojiza pero poco a poco se va llenando de grasa. • Las uñas continúan creciendo.

Su Cuerpo

Su peso seguirá en aumento de 3/4 libras (300 - 450 g) por semana o 3-4 libras (11/2-2 Kg) al mes. • Su bebé comenzará a moverse mucho. Ud. notará ciertos patrones de descanso y actividad. • La parte superior de la matríz puede sentirse a nivel del ombligo o justo por encima. • Sus senos continuarán creciendo. Se tornan mas suaves y se les notarán las venas a través de la piel. • Algunas mujeres producirán calostro (una secreción mamaria que precede a la leche) y este saldrá por los pezones. • El estreñimiento seguirá y aumentará por el resto del embarazo. • Notará que su pelo se torna grasoso y más grueso. • Ud. se sentirá bien. La gente le hará comentarios acerca de su buena apariencia. • Ud. pudiera tener sentimientos de angustia como los de no poder adaptarse. Estos sentimientos pueden suceder casi en cualquier etapa del embarazo.

Su Responsabilidad

Continúe con sus visitas prenatales. • Continúe comiendo una dieta balanceada asegurándose de tomar suficiente leche y productos lácteos. • Continúe la rutina de caminar todos los días y la de los ejercicios de Kegel y pélvicos si no ha tenido complicaciones. • Evite los cigarrillos, el alcohol, la cafeína, y cualquier medicina que no haya sido prescrita por su médico. • Acuérdese de tomar sus vitaminas y hierro si este último ha sido indicado por el médico. • Tome de 6 - 8 vasos de agua u otros líquidos todos los días. • Escoja con cuidado y compre uno o dos brassieres que le queden bien. • Descanse del lado izquierdo todos los días. Evite la posición "boca arriba" porque esto puede interferir con la circulación al bebé. • Discuta con su pareja acerca de las responsabilidades de cuidar del bebé. • Mantenga buenos amigos y familiares que le ayuden emocionalmente y que le den apoyo durante su embarazo.

Sexto Mes
(24-28 semanas)

Su bebé medira de 14 - 15 pulgadas (38 cm) de largo y pesará alrededor de 2 a 2 1/2 libras (900-1100 g) al final de este mes.

Su Bebe

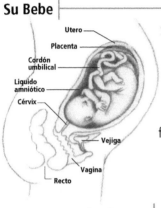

Utero
Placenta
Cordón umbilical
Líquido amniótico
Cérvix
Vejiga
Vagina
Recto

Su bebé responde a los ruidos que vienen de fuera; puede moverse o permanecer quieto. • Puede patear, llorar y tener hipo. • Su piel es arrugada y rojiza. • Sus pár- pados pueden abrirse y cerrarse. Sus ojos están casi completamente desarrollados y preparados para la vida fuera de la matríz. • Se forman los zurcos dérmicos que formarán las huella digitales.

Su Cuerpo

Ud. Puede sentir acidéz estomacal especialmente si come pesado, comidas grasosas o condimentadas. • Su matríz se siente ya por encima del ombligo. • Puede aumentar o disminuir su libido (deseo sexual); puede cambiar semana a semana. • Pueden aparecer vívices o estrías en el abdomen, caderas y senos mientras aumenta de peso. • Su aumento de peso continúa siendo de 3-4 libras por mes. • Su apetito es bueno. A estas alturas ya no debe tener náuseas. • Pueden venirle preocupaciones acerca de lo que puede salir mal durante el embarazo. • Por lo general existe acercamiento gradual con su bebé en este período. • Ud. se ve bien. Sus ojos le brillan y su piel es tersa.

Su Responsabilidad

Continúe con sus visitas prenatales aunque se sienta Ud. bien. • Si piensa dar el pecho puede entrar en clases para dar pecho. También existen libros donde explican la técnica y los pormenores de la lactancia. Si le va a dar botella consulte acerca de que es lo que necesita en casa. • Tómese descansos cuando sean necesarios. Evite el cansancio excesivo al final del día. • Continúe su dieta sana con frutas, verduras y granos enteros. • Comience a com- prar cosas que el bebé necesitará las primeras semanas. • Cuando sus familiares o amigos le pregunten mencione los artículos de necesidad para el bebé. • Platique con familiares acerca de las experiencias durante el parto. Anote sus preguntas para llevarlas a las citas con el médico. • Si lo desea, platique con gente de confianza acerca de sus reacciones a los cambios que Ud. está sintiendo.

Séptimo Mes
(28-32 semanas)

Su bebé mide ahora 16 pulgadas (40 cm) de largo y pesa de 2 1/2 - 3 libras (1.1 - 1.4 Kg) al final de este mes.

Su Bebe

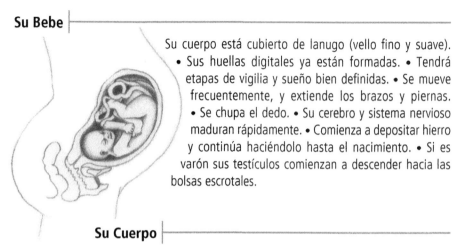

Su cuerpo está cubierto de lanugo (vello fino y suave). • Sus huellas digitales ya están formadas. • Tendrá etapas de vigilia y sueño bien definidas. • Se mueve frecuentemente, y extiende los brazos y piernas. • Se chupa el dedo. • Su cerebro y sistema nervioso maduran rápidamente. • Comienza a depositar hierro y continúa haciéndolo hasta el nacimiento. • Si es varón sus testículos comienzan a descender hacia las bolsas escrotales.

Su Cuerpo

Su matriz llega cerca de su tórax y Ud. puede sentir las "patadas" en las costillas. • Ud. Puede ver el movimiento del bebé en su abdomen. • En ocasiones sus senos secretan calostro a tal grado que necesitará usar almohadillas absorbentes en el brassiere. • Ud. podrá notar sus tobillos, manos y pies hinchados por las tardes, especialmente si hace calor o si permanece en posición de pie por largo tiempo. • Si esto sucede también durante la mañana, o es excesivo, consulte a su médico. • Su peso aumentará más rápido. Este es el período de crecimiento más acelerado de su bebé. • Ud. notará más fácilmente el cansancio. • Sus movimientos serán un poco más torpes. También notará mareos al incorporarse. • Sentirá "falseo" o movimiento de las articulaciones de su cadera al caminar.

Su Responsabilidad

No falte a sus citas prenatales (es probable que Ud. vea dos veces al mes al médico durante este período). • Coma alimentos balanceados, altos en proteína y hierro como: hígado, huevos y carne. • Continúe tomando de 6-8 vasos de líquido al día. • No son recomendables los viajes largos. Consulte a su médico. • Practique ejercicios para fortalecer los músculos, y relajación. • Visite la sala de labor del hospital donde sucederá el parto. • Piense en artículos que necesitará en casa durante las primeras seis semanas después del parto - comida fácil de preparar, utensilios y pañales desechables y otros. • Reserve tiempo especial para estar con su pareja. • Reserve tiempo para hacer las cosas que Ud. quiere hacer. • Discuta con su pareja acerca de las responsabilidades de cuidar del bebé. • Comience a utilizar la gráfica de movimiento fetal.

Octavo Mes
(32-36 semanas)

Su bebé aumentará 2 libras (0.907 Kg.) durante este mes; al final del mes pesará alrededor de 5 1/2 libras (2.5 Kg), y medirá unas 18 pulgadas (45 cm.).

Su Bebe

Al final de este período todos sus sistemas y y órganos serán ya compatibles para funcionar y sostener la vida fuera de la matriz. • El bebé no obstante, necesita más tiempo para su crecimiento dentro de la matriz. • Su piel es suave y mas llena de grasa. • Sus ojos permanecen abiertos. • Desaparace el lanugo (vello fino y suave). • Permanecerá activo con períodos de vigilia y sueño. • Permanecerá ya "abocado" en la posición del parto.

Su Cuerpo

La parte superior del útero está muy cerca de sus costillas. • Puede ser difícil respirar cuando el bebé empuja contra los pulmones. • Aumenta su acidéz estomacal. • Le será incómodo permanecer sentada o acostada por largo tiempo. • A veces tendrá hemorroides (almorranas). • Se cansará fácilmente. • Durante este mes Ud. se sentirá más incómoda físicamente. • Aumentarán sus secreciones vaginales • Sentirá mayor sudoración. • Orinará con mayor frecuencia, y aún durante la noche debido a que el bebé presiona su vejiga.

Su Responsabilidad

El médico la revisará cada 2 semanas. • Coma una dieta balanceada distribuyéndola entre más comidas diarias. • Tome de 6-8 vasos de líquido al día. • Continúe con sus ejercicios de caminata y relajación. • Practique los ejercicios de las clases prenatales. • Su persona de apoyo durante el parto debe practicar junto con Ud. la relajación y respiración durante las contracciones. • Haga planes para tener a alguien de ayuda en la casa después del nacimiento. • Practique las técnicas de relajación durante las contracciones de Braxton-Hicks (contracciones leves normales del embarazo, o de "falso trabajo de parto"). • Repase las actividades que se llevarán a cabo durante el trabajo de parto y durante el parto. • Piense en nombres para su bebé y discútalos con su pareja.

Noveno Mes
(36-40 semanas)

Su bebé ha crecido 2 1/2 pulgadas (6-7 cm.), y ha subido 2 libras (0.9 Kg.). Ahora pesa 6 1/2 - 7 1/2 libras (3 - 3 1/2 Kg.), y mide alrededor de 20 pulgadas (50 cm).

Su Bebe

El líquido amniótico es de aproximadamente 1 litro. • Su bebé se acomoda en posición con la cabeza apuntando hacia abajo (en la mayoría de los casos). • Los movimientos del bebé son diferentes debido a que hay menos espacio. No obstante, el movimiento debe de sentirse por lo menos 4 veces durante una hora. Consulte con su médico si su bebé no se mueve lo suficiente. • Los ciclos de vigilia y sueño continúan.

Los ojos del bebé son de color azulado pero su color cambiará después del nacimiento. • Sus uñas crecen y pueden ser largas. • Todos los órganos y sistemas continúan su proceso de maduración, y el bebé se prepara para tomar el primer aliento a la hora de nacer.

Su Cuerpo

Su abdomen crecerá y Ud. se preguntará cuanto tiempo le falta para el nacimiento. • Las contracciones de Braxton-Hicks se hacen más frecuentes. • Su abdomen se ve deforme dependiendo de las posiciones que adopta el bebé. • Se sentirá cansada y a veces un poco mareada. Su sueño se verá interrumpido por la necesidad de orinar o cambiar posiciones. Sus manos y piés estarán un poco hinchados. Ud. sentirá presión hacia abajo en la pelvis al descender y encajarse la cabeza del bebé. • Por lo general las mujeres en esta etapa ya están cansadas del embarazo y esperan ansiosas el parto.

Su Responsabilidad

Deberá ser vista por el médico cada semana hasta el nacimiento del bebé. • Continúe ingiriendo una dieta balanceada. Se sentirá mejor comiendo menos con más frecuencia. • Continúe su ejercicio y práctica para el parto. • Piense en el método anticonceptivo que elegirá durante su visita pos-parto. • Ud. debe tener ya su maleta lista para el hospital. Reserve ropa para Ud. y su bebé durante el regreso a casa. • Haga una lista de números telefónicos de personas a quien llamar cuando comience el trabajo de parto. • Reserve un poco de tiempo de diversión para compartir con su pareja. • Cubra su colchón y silla favorita con plástico en caso de que se le "rompa la fuente".

Seccion Tres

Preocupaciones Acerca del Embarazo

Signos de Alerta

Existen ciertos signos y síntomas que pudieran indicar complicaciones durante su embarazo. Si ocurre cualquiera de estos, consulte a su médico inmediatamente.

- Cualquier tipo de sangrado vaginal.
- Edema (hinchazón) de la cara, manos y extremidades inferiores.
- Dolor de cabeza continuo, severo.
- Visión borrosa.
- Presencia de destellos de luz, o puntos luminosos en el campo visual.
- Subida repentina de peso (dos libras por semana o más)
- Dolor abdominal continuo, o intermitente, de comienzo súbito.
- Náusea o vómitos severos o contínuos.
- Escalofríos y fiebre sobre 100.3 °F
- Ardor o dolor al orinar.
- Salida de líquido por la vagina.
- Desmayos o pérdida de la conciencia.
- Disminución en el movimiento fetal.
- Sospecha de dolores de parto, contracciones, o dolores rítmicos de espalda, más de cuatro en una hora, y tiene menos de 37 semanas de embarazo.

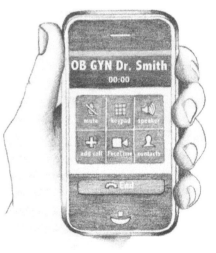

Número telefónico de mi médico: _____

Número telefónico de mi hospital: _____

Trabajo de Parto Prematuro

Trabajo de parto prematuro quiere decir que comienza el trabajo de parto antes de la semana 37 del embarazo.

El trabajo de parto pre-término (prematuro) y el parto prematuro son la causa más importante de muerte y complicaciones en el recién nacido. Cuando los bebes nacen prematuros son por lo general de bajo peso, y muchos tienen dificultad respiratoria, no pueden alimentarse por la boca, y no tienen un control adecuado de la temperatura corporal. Algunos bebés prematuros pueden desarrollar complicaciones y enfermedades prolongadas. Ud. debe de permanecer alerta a los signos y síntomas del trabajo de parto prematuro.

- Dolor sordo de la parte baja de la espalda.
- Cólicos parecidos a los de la menstruació.
- Cólicos abdominales con o sin diarrea.
- Sensación de presión en la pelvis.
- Aumento en el (desecho) vaginal.

Las Contracciones:

Es normal que la matriz tenga contracciones ocasionales. Si siente contracciones (endurecimiento de la matriz) más de 4 o 5 veces en una hora, es posible que esté en trabajo de parto. Por ejemplo: coloque su mano en la pantorrilla y extienda el tobillo. El músculo de la pantorrilla se afloja o se relaja. Ahora flexione el tobillo hacia atrás y sienta como el músculo de la pantorrilla se endurece o se contrae. Esto no produce dolor alguno. El músculo de la matriz puede, al principio, contraerse o endurecerse sin producir dolor.

Si cree Ud. que está en trabajo de parto, no se desespere. Acuéstese sobre su lado izquierdo y tome 2-3 vasos de agua. Si Ud. sigue teniendo 5 o más contracciones en una hora, o continúa teniendo los signos y síntomas mencionados arriba consulte a su médico inmediatamente. Describa sus síntomas y el (ella) le hará recomendaciones. Si Ud. pierde agua por la vagina o no está segura si tiene rota la fuente hable con su médico inmediatamente.

Si Ud. siente que pudiera estar en trabajo de parto prematuro, consulte a su medico inmediatamente.

Si le han diagnosticado el trabajo de parto prematuro, se le instruirá acerca de los cuidados que debe de llevar. Se le recomendará disminuir su actividad, abstenerse de tener relaciones, reposar y dejar de trabajar. Pudiera también requerir medicamento para inhibir las contracciones uterinas.

Es importante llamar o ir al hospital si existen estos síntomas. Si Ud. espera mucho sus contracciones aumentarán y será más difícil detener las contracciones y evitar el nacimiento de su bebé.

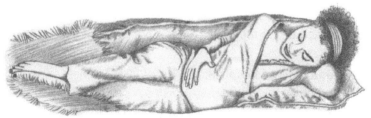

Gráfica de Movimiento Fetal

Se ha demostrado recientemente la relación entre los movimientos fetales y la salud de su bebé dentro de la matriz. La evaluación diaria de la actividad fetal le ayudará a su médico a detectar tempranamente ciertos problemas que se pudieran presentar.

Al empezar las 28 semanas (7 meses) del embarazo, la actividad del bebé debe medirse como se explica a continuación.

- El movimiento fetal debe medirse aproximadamente 45 minutos después de las comidas.

- El mejor momento del día para medir la actividad fetal es en la noche de 7 a 11 pm. Las horas de la noche son mejores porque los bebés se mueven menos durante el día.

- Descanse cómodamente sobre su lado izquierdo. Ud. puede leer, ver televisión, o hacer cualquier otra actividad mientras cuenta los movimientos del bebé.

- Cuente todos los movimientos del bebé como: patadas, estirones, o girones.

- Cuando Ud. cuente 10 movimientos fetales, anote en la gráfica el tiempo que le tomó. Ud. puede entonces volver a sus actividades normales.

- Si su bebé no se ha movido 10 veces en un período de dos horas, informe a su médico inmediatamente.

Gráfica de Movimiento Fetal			Gráfica de Movimiento Fetal			Gráfica de Movimiento Fetal		
Fecha	Hora	# de Movimientos	Fecha	Hora	# de Movimientos	Fecha	Hora	# de Movimientos

Molestias Durante el Embarazo

Durante un embarazo normal ocurren ciertas molestias e incomodidades. No todas ellas tienen remedio, pero existen algunas que pueden controlarse con los remedios descritos a continuación. Si Ud. no se siente bien física, o emocionalmente, con su embarazo, consulte a su médico.

Acidez Estomacal (Agruras): Esto puede ocurrir en cualquier etapa del embarazo. Se describe como acidez, o dolor "que quema o arde" en la "boca del estómago". Está causado por el reflujo de alimentos desde el estómago hasta el esófago.

Tratamiento: No se acueste boca-arriba después de comer. A veces el acostarse sobre su lado izquierdo apoyada por almohadas impide el reflujo de alimentos. Evite comidas pesadas, grasosas o condimentadas. Coma poco, y más frecuentemente; en vez de comidas abundantes, y poco frecuentes. Tome cantidades pequeñas de agua o leche fría. Si persisten las agruras utilice un anti-ácido (como Tums, Maalox o Mylanta) con bajo sodio recomendado por el médico. No tome bicarbonato de sodio o cualquier otro remedio casero con alto contenido de sodio. El exceso de sodio puede hacer que su cuerpo retenga líquidos. Si persisten los síntomas consulte a su médico.

Calambres en las Piernas: Pueden deberse a causas circulatorias producidas por el tamaño de la matriz. También contribuye la disminución en la absorción de calcio durante el embarazo. Pueden ocurrir en cualquier etapa pero más comúnmente durante los últimos tres meses del embarazo. Los calambres no son cosa seria pero pueden ser muy dolorosos.

Tratamiento: Eleve las piernas frecuentemente durante el día. Use el calor local para obtener alivio. Dorsiflexione el pie (en posición de pie, apunte los dedos de los pies hacia arriba y presione sobre sus rodillas, o, sosténgase del respaldo de una silla y deslice el pie acalambrado hacia atrás lo más que pueda, manteniendo el talón bien apoyado en el piso). Esto estira el músculo de la pantorrilla y alivia el calambre. Aumente su ingesta de calcio en la dieta (Página 12). Si Ud. no puede ingerir alimentos que tengan más calcio consulte a su médico para recibir tabletas de calcio.

Dificultad para Dormir: Las molestias previamente mencionadas, al igual que la dificultad en los movimientos le impiden a veces encontrar una posición cómoda para dormir.

Tratamiento: Poco antes de dormir procure no comer, aunque a veces, ayuda el tomar un vaso de leche tibia. Practique ejercicios de relajación. Camine por las noches y tome un baño antes de acostarse.

Dolor de Cabeza: Puede ser de causa hormonal o ciculatoria. Se vuelve menos frecuente después del tercer mes del embarazo.

Tratamiento: Trate de dormir adecuadamente, coma una dieta balanceada y tome suficiente agua para prevenir dolores de cabeza. Si tiene dolor de cabeza, intente dormir una siesta, intente masajes o intente aplicar compresas frías o tibias en su sien y frente. Los dolores de cabeza usualmente se calman o desaparecen después del tercer mes. Su médico puede recomendarle el Tylenol para disminuir el dolor. Consulte a su médico si persiste el dolor o si ocurre durante los últimos tres meses del embarazo.

Dolor en la Esplada: La mayoría de las mujeres tienen molestias en la espalda debido a los cambios en la postura y la tensión en los ligamentos.

Tratamiento: Descanse frecuentemente durante el día. Mantenga una buena postura. No permanezca en posición de pie por mucho tiempo. Cambie de posición frecuentemente. Use un banco pequeño para elevar los pies mientras está sentada. Use sólamente zapatos con tacón bajo. Cuando Ud. levante cosas del piso doble sus rodillas y no su cadera. Esto evitará la tensión muscular en la espalda. Practique los ejercicios de la pelvis (Página 27) para fortalecer su espalda. Los ejercicios de hombros (Página 26) fortalecen la parte superior de la espalda. Si tiene dolor "sordo" en la espalda, intermitente que pasa hacia el abdomen y que no cesa con los cambios de posición hable a su médico inmediatamente. Vea Trabajo de parto Prematuro (Página 48).

Edema (Hinchazón de las Piernas): Hasta cierto punto es normal tener las piernas y manos hinchadas durante el embarazo. Esto es más frecuente en los climas cálidos. Está causado por la diminución del retorno de la sangre venosa por la presión que ejerce la matriz.

Tratamiento: Evite la ropa apretada. Haga ejercicios frecuentemente y tome muchos líquidos. Coma 2-3 onzas (60 - 90 g.) de alimentos proteicos al día. Repose cuando pueda y cambie de posición frecuentemente. Trate de descansar por lo menos 30-60 minutos diáriamente sobre su lado izquierdo. con las piernas ligéramente elevadas sobre una almohada. Consulte a su médico: si el edema no disminuye con éstas medidas, si está presente en la mañana, si existen vista nublada o dolores de cabeza, o si la cara permanece hinchada especialmente alrededor de los ojos.

Estreñimiento (Constipación): Sucede debido a los cambios en el sistema digestivo. La matriz en crecimiento ejerce presión sobre los intestinos y dificulta su movimiento.

Tratamiento: Coma verduras y frutas, ciruelas, cereales de grano entero y avena. Tome por lo menos 8 vasos de líquidos al día. Ayuda el agua caliente con limón, tres veces al día. El ejercicio (y especialmente la caminata) es de mucha ayuda. Nunca se aguante las ganas de ir al baño. Es muy importante el ser regular. Puede Ud. usar un laxante de fibra natural (Como Metamucil, Fibercon o Senekot) o un suavizante del excremento (como el Colace) o cualquiera que sea recomendado por su médico. Consulte a su médico antes de usar cualquier medicamento si continúan sus molestias.

Estrías: Se forman por el estiramiento de la piel dado por el crecimiento uterino. Se producen por la ruptura de la capa grasosa por debajo de la piel. También contribuyen en su formación los factores hereditarios.

Tratamiento: Aparecen en la parte baja del abdomen, pechos, muslos y glúteos. Las lociones o cremas humectantes ayudan a disminuir la resequedad y comezón. Las estrías disminuyen después del embarazo y por lo general no se pueden evitar.

Falta de Aire: La sensación de falta de aire puede deberse a la presión sobre el diafragma que ejerce el bebé en crecimiento.

Tratamiento: Muévase lentamente. Acuéstese sobre su lado izquierdo y eleve su cabeza sobre una o más almohadas. A veces es necesario dormir en un sillón cómodo. Guarde una buena postura. Practique los ejercicios del tórax y haga círculos con los hombros. Puede desaparecer al octavo mes cuando se encaja la cabeza del bebé. Si la falta de aire continúa o empeora consulte a su médico.

Fatiga: Causada por el aumento del volumen de sangre en un 35 a 50% lo que hace que la hemoglobina disminuya un poco. Es común sentir esto al principio del embarazo y durante los dos últimos meses.

Tratamiento: Hacer ejercicio diariamente para condicionar su cuerpo y mejorar la circulación. Descanse acostada por lo menos una vez al día. Duerma bien durante la noche (no demasiado): Coma dietas balanceadas y acuerdese de tomar sus vitaminas. Tome suplementos de hierro si han sido indicados por el médico. Si su cansancio continúa consulte a su médico.

Flujo (Desecho Vaginal): Durante el embarazo existe secreción vaginal aumentada debido al aumento de la circulación y glándulas cervicales.

Tratamiento: No use duchas vaginales. Use ropa de algodón; evite las pantimedias y la ropa apretada. Evite los "sprays" o polvos vaginales. Evite los productos de higiene femenina y límpiese sólamente con papel de baño de color blanco sin perfume. Las secreciones vaginales no deben ser de color verdoso, con mal olor o irritantes. Si son "como agua" o con sangre consulte a su médico. Vea "Trabajo de Parto Prematuro," Página 48.

Hemorroides (Almorranas): Las hemorroides son várices alrededor del ano y recto. Son causadas por la obstrucción de la circulación venosa producida por el útero.

Tratamiento: Evitar tanto el estreñimiento como la diarrea. Si las hemorroides sobresalen a través del ano, es posible empujarlas hacia adentro cuidadosamente con un dedo lubricado. La posicion "A gatas" modificada y la elevación de la cadera ayudan a aliviar los síntomas (Página 25). Practique los ejercicios de Kegel (Página 26). Es de ayuda remojar las hemorroides con "Witch Hazel soaks". Productos como Anusol, Tuck's pads o Preparation H pueden comprarse en la farmacía y pueden ofrecer un poco de alivio a su malestar. llame a su médico Obstetra si sus síntomas persisten.

Mareos: Pueden ser causados por: disminución del azúcar en la sangre, presión baja, posición de pié prolongada, y cambios bruscos de posición.

Tratamiento: Muévase lentamente cuando cambia de posición para evitar los cambios bruscos en la presión sanguínea. Especialmente si ha estado acostada. Alimentese a horas regulares. Evite asolearse por largos periodos de tiempo. Consulte a su médico.

Molestias en la Pelvis: Esto puede ser muy común. El útero en creci-miento jala los ligamentos redondos causando dolor en la pelvis. Las hormonas pueden relajar los ligamentos y articulaciones pélvicas. Durante el último mes del embarazo los huesos pélvicos se mueven y esto produce incomodidad. Es posible sentir a veces, dolor en el abdomen transmitido desde la pelvis al toser, o al moverse rápidamente.

Tratamiento: Llame a su médico cuando tenga molestias de dolor o presión en la pelvis para determinar su causa y comenzar el tratamiento apropiado. Las molestias que se sienten en la pelvis pueden tener muchas causas tales como: la fatiga, causas músculo-esqueléticas, aumento excesivo de peso y trabajo de parto prematuro. Repose sobre su lado izquierdo. Algunos ejercicios pueden disminuir las molestias como: la posición "a gatas". Si no siente alivio y persisten los dolores intermitentes y cólicos parecidos a los cólicos menstruales, consulte a su médico inmediatamente. Vea Trabajo de Parto Prematuro (Página 48).

Nauseas Matutinas: Es usual sentir nausea al comienzo del embarazo.

Tratamiento: Medidas de Alivio de Nausea: Coma galletas saladas, pan tostado o cereal antes de levantarse de la cama, o en cualquier momento que sienta nausea. Coma 5 o 6 comidas pequeñas al día, para evitar que su estomago este vacío. Comer comidas altas en proteína en la noche (sándwich de mantequilla de maní y leche) puede ayudar. Evite comidas grasosas o picantes. Limite el tomar mucho líquido durante sus comidas, pero entre comidas siéntase libre de tomar toda el agua que necesite. Evite olores fuertes de comidas hasta que la nausea pase. Si aun siguiendo estos pasos sigue experimentando nausea, discútalo con su Obstetra.

Orina Frecuente: La acción hormonal, al igual que el útero en crecimiento oprimen la vejiga y causan este problema. Sentirá algo de alivio durante el segundo trimestre del embarazo.

Tratamiento: La frecuencia urinaria puede ser normal. Tome muchos líquidos. Si existe dolor al orinar o tiene molestias en el bajo vientre consulte a su médico.

Pechos: Comienzan a aumentar de tamaño en preparación para la lactancia. Pueden tornarse sensibles y secretar calostro (una substancia que es producida antes de la leche). Pezones (aureola) pueden oscurecerse y agrandarse.

Tratamiento: Use un brassiere que le ofrezca buen apoyo. Puede usarlo también al dormir. Su brassiere debe tener tirantes anchos y no elásticos para su comodidad. Use almohadillas absorbentes no recubiertas de plástico para absorber el calostro.

Pigmentación Facial: El melasma o cloasma es el aumento de pigmentación en forma de manchas obscuras que aparecen en la cara. Su causa es hormonal.

Tratamiento: Puede utilizar maquillaje de varios tipos. Evite los rayos del sol. Por lo general disminuye y hasta desaparece después del embarazo. También se forma una línea de color obscuro por debajo del ombligo llamada "línea negra del embarazo". Estos cambios son normales.

Sangrado de la Nariz: Causado por aumento del volumen circulatorio, mucosas hinchadas y fragilidad capilar.

Tratamiento: Puede detenerlo reposando y ejerciendo presión sobre la parte superior de su nariz. Si el sangrado es frecuente o no se detiene fácilmente consulte a su médico.

Sangrado Fácil de las Encías: Puede deberse al aumento de la fragilidad capilar y encías hinchadas.

Tratamiento: Ud. debe acudir al dentista por lo menos una vez durante el embarazo. Practique la higiene oral frecuente con hilo dental y dé masaje a sus encías con el dedo. Si Ud. sangra aún sin el cepillo de dientes consulte a su dentista. Vea "Trabajos Dentales" en la página 19.

Sensacíon de Desmayo al Acostarse "Boca-arriba": El peso del útero en estado de gestacion sobre los grandes vasos afecta el retorno de sangre venosa al corazón.

Tratamiento: Evite la posición "boca-arriba". Procure dormir sobre su lado izquierdo. Si Ud. tiene pérdida de la conciencia consulte próntamente a su médico.

Sudoración: Existe un aumento de la actividad de las glándulas sudoríparas.

Tratamiento: La higiene personal diaria al igual que el uso de desodorantes le ayudará en este aspecto.

Várices: Pueden ocurrir en las extremidades inferiores o extenderse hasta la pelvis. Durante el embarazo la presión del útero grávido sobre la circulación, obstruye el retorno venoso de las piernas. Si Ud. permanece de pie por largo tiempo, tendrá una mayor presión abdominal. Mientras más presión exista sobre las venas, mayor será la tendencia a desarrollar várices.

Tratamiento: Ud. nunca debe usar artículos de vestir apretados o que contengan elásticos circulares. Evite la posición de pié por tiempo prolongado. Es mejor caminar o acostarse sobre su lado izquierdo. Evite sentarse hincada, o con las piernas cruzadas. Use las medias elásticas (hasta los muslos), y póngaselas antes de levantarse de la cama. Si Ud. tiene várices vulvares (alrededor de la vagina), trate de reposar frecuentemente con la cadera elevada con una almohada. La posición "a gatas", modificada (Página 26), también sirve a este propósito. Si Ud. tiene calor, enrojecimiento y dolor en las piernas o muslos consulte a su médico inmediatamente.

Vida Intima
Durante el Embarazo

Las relaciones sexuales son una parte importante de la vida conyugal y constituyen la causa directa del comienzo de su embarazo. A pesar de la ansiedad que a veces puede producir, Ud. no tiene que abstenerse del sexo durante el embarazo. Si su médico no le ha contraindicado las relaciones sexuales Ud. puede practicarlas durante todo el embarazo.

En realidad, su relación sexual puede ser igual o más placentera que antes. Existen nuevos aspectos de la sexualidad a explorar entre Ud. y su pareja durante el embarazo. El "hacer el amor" puede significar muchas formas de acercarse a su pareja y compartir placer, con o sin la realización del coito.

La comunicacion entre la pareja, acerca del sexo es esencial.

Los aspectos importantes de esta son el compartir lo que Ud. siente con su pareja, y de esta manera, juntos, hacer ajustes o modificaciones para lograr satisfacción en la relación sexual.

A continuación se presentan respuestas a preguntas acerca del sexo durante el embarazo, que a veces preocupan a los miembros de una pareja. Cada embarazo tiene sus características propias; de modo que no existe sólo una respuesta a estas preguntas. Discuta con su médico acerca de este tema tan importante durante su embarazo.

¿El sexo causa daño al bebé?

No hay duda que el temor más grande durante el embarazo tanto de Ud., como de su pareja, es el temor a causarle daño a su bebé durante el sexo. Afortunádamente, salvo algunas excepciones el sexo durante el embarazo no afectará a su bebé. El bebé se encuentra flotando en un líquido protector llamado líquido amniótico. Ambos se encuentran dentro del saco amniótico (bolsa de las aguas), y a su vez protegidos por el útero, la pared abdominal, y los huesos de la pelvis. Todas las estructuras mencionadas le confieren protección a su bebé.

Advertencias acera del sexo durante el embarazo:

- Deben descontinuarse las relaciones sexuales y consultar al medico inmediatamente si ocurre lo siguiente:
  - dolor vaginal o abdominal
  - sangrado vaginal
  - ruptura de membranas, lo que producirá salida de líquido por la vagina.
  - si Ud. tiene trabajo de parto prematuro.

- El coito anal (relaciones sexuales anales) no debe practicarse nunca. Esta advertencia debe seguirse tanto antes como durante el embarazo. Las bacterias localizadas en el recto pueden ser transferidas a la vagina muy fácilmente, donde pueden crecer y causar infecciones. La penetración vaginal no debe seguir después de que el pene ha hecho contacto con el ano o las áreas cerca del recto a menos que se use un condón para uno de los actos o se lave el área minuciosamente antes de la penetración vaginal.

- No debe sostener la mujer todo el peso del hombre durante la relacion sexual. Ud. no debe sostener todo el peso del hombre durante la relación porque esto pone mucha presión sobre el útero y puede ser muy incómodo en el embarazo avanzado.

¿Disminuiran mi deseo sexual y el de mi pareja durante el embarazo?

Las reacciones de Ud. y de su pareja a los cambios que se producen durante el embarazo varían considerablemente y pueden causar un aumento o disminución del deseo sexual. Esto es perfectamente normal.

Ambos miembros de la pareja a la vez, y no por separado, tienen que ajustarse a estos cambios.

Su pareja tiene que hacer ajustes mentales y físicos para tratar con la nueva persona en que Ud. se ha transformado. Ud. (a diferencia de él), puede sentir todos los cambios internos y externos que se van sucediendo. Discuta, y aconseje a su pareja para que lea acerca de los cambios que suceden durante el embarazo.

La fatiga, la náusea, y otras molestias durante el embarazo hacen que la mujer; especiálmente al final del embarazo pierda el interés en el sexo. Todas sus energías físicas y mentales se dirigen a la preparación para recibir al bebé. Su deseo sexual puede aumentar a veces debido a que Ud. no tiene que preocuparse acerca de los anticonceptivos. Algunas mujeres tienen un aumento del deseo sexual durante el embarazo por acción hormonal y por cambios circulatorios que facilitan la rapidez y la intensidad del estímulo sexual. Muchas mujeres necesitan reafirmación constante por parte de la pareja, de que aún existen el amor y la atracción física, durante el embarazo. Exprese sus sentimientos con su pareja. Comparta sus dudas y preocupaciones honestamente para lograr una satisfacción mutua.

¿Es malo tener un orgasmo durante el embarazo?

No es malo tener un orgasmo durante el embarazo. Por lo general el orgasmo no afecta al bebé. Es normal sentir cierta, congestión y otras molestias en la pelvis después de la relación sexual debido al aumento de flujo circulatorio en el área. El orgasmo a veces no aliviará esta tensión. Puede tardar más tiempo llegar al estado de relajación que cuando no estaba embarazada.

No siento dolor pero si incomodidad por la presion durante la relación sexual. ¿Que puedo hacer?

Esto se debe simplemente al peso de su pareja. Cambie su posición durante la relación sexual hasta que encuentre la más cómoda. La posición de lado con su pareja detrás de Ud., evita el peso sobre su abdomen, puede usarse durante todo el embarazo y especiálmente durante los últimos meses. La posición con la mujer por encima del hombre es cómoda para algunos debido a que la mujer controla la profundidad de penetración. Durante los últimos meses Ud. puede escoger o explorar otras posiciones en las que la penetración no sea tan profunda.

Durante el embarazo Ud. y su pareja se pueden acercar sexuálmente si considera que el sexo no es sólo la relación sexual en sí, la relación sexual en una sóla posición o lograr un orgasmo. Relájese y disfrute estos 9 meses especiales.

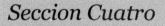

Seccion Cuatro

Preparación para el Parto

Clases de Preparación para el Parto

Las clases de preparación para el parto le dan a los miembros de la pareja, una orientación acerca de lo que es el embarazo, el desarrollo del bebé y el parto.

Se da énfasis en las técnicas de respiración y relajación que se utilizarán durante el trabajo de parto. Se revisan los medicamentos que se usan antes y durante el parto. Los tipos de medicamentos y la dosis varían dependiendo de la situación, de la paciente, y del juicio del médico tratante. Se discute el importante papel que juega la persona de apoyo, y sus responsabilidades durante el parto. Se tratan las etapas del trabajo de parto y las técnicas de respiración para cada etapa. Se habla acerca de los procedimientos y reglas del hospital. También se organiza una visita al hospital. Deben discutirse también los sígnos y síntomas del trabajo de parto, cuando es tiempo de acudir al hospital, la anestesia y sus responsabilidades en la sala de parto.

Son muchos los beneficios que se obtienen al acudir a las clases de preparación de parto. Se obtiene información detallada que ayuda a disminuir los temores y ansiedades que pudiera tener acerca del parto. También ayuda a hacer amistades con otras parejas esperando bebé, y fortalece la relación con su pareja. Es una oportunidad para preguntar sobre temas que le incomoda preguntar a su médico.

La mayoría de las clases usan videos educativos y material impreso para ayudarle a comprender estos eventos complicados. Muchas clases se imparten durante la tarde o noche para favorecer a aquellas que trabajan durante el día. También hay clases especiales para horarios difíciles. La mayoría de cursos ofrecen de 4-6 clases de 1-2 horas. Los cursos de preparación para el parto le ayudan a Ud. y a su bebé. Regístrese cuanto antes.

Número Telefónico de las Clases:_____

Fechas de las Clases:_____

Lugar donde se llevan a cabo: _____

Nombre del Instructor: _____

Sus Hijos y el Bebé por Llegar

El amor y la confianza son dos ingredientes necesarios para unas relaciones saludables. Los hermanitos y hermanitas del bebé por llegar, deben sentir que se les ama, y se les considera miembros importantes de la familia.

Debemos demostrarles amor y confianza por medio de nuestras palabras y también de nuestras acciones.

Algunas sugerencias para preparar a los hermanos del bebé por llegar son las siguientes:

- Dígales que los ama, y la llegada del nuevo bebé no cambiará estos sentimientos.

- Dedique tiempo para oír sus preocupaciones, y contestar sus preguntas.

- Involúcrelos en la toma de decisiones, como: qué nombre se le pondrá al nuevo bebé, que ropa se le comprará, el cuarto que se le asignará, etc. También asígneles responsabilidades del cuidado del bebé, si esto es posible.

- Expóngalos a bebés de amigos y familiares. Compre una muñeca para que sus hijos cuiden de ella. Haga recortes de fotos de bebés de las revistas y haga un álbum con ellas.

- Nunca les diga que tienen mucha suerte de que van a tener un nuevo hermanito(a), sino cuan afortunado(a) es el bebé por venir, de tener un hermanito(a) mayor como sus hijos.

- Pregunte si en el centro comunitario u hospital local se ofrecen clases para los hermanitos. Los grandes cambios suceden paulatinamente y la familia entera los sufrirá. El amor y la confianza dentro de la familia es la base para afrontar dichos cambios.

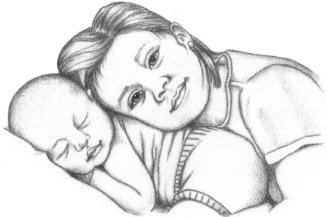

Preparación para el Hospital

Durante el octavo o comienzos del noveno mes del embarazo organice las cosas que llevará al hospital cuando llegue el momento del parto. Si deja esto hasta el final, olvidará muchas cosas que le serán necesarias. Marque en su calendario el día que tiene que hacer la maleta y hágala con tiempo. Desafortunadamente nadie sabe en realidad cuando llegará su bebé, de modo que tiene que estar preparada.

A continuación se presenta una lista de cosas que debe de traer al hospital. Ud puede agregar más artículos según sus necesidades.

Para Mama

Brassieres - Si va a dar el pecho, utilice el brassiere especial para la lactancia. Necesitará por lo menos dos. • **Batas de noche** - Si va a dar el pecho, será más fácil con batas abiertas por delante o por el hombro. El hospital tiene batas que proveerle. (Le sugerimos que use las batas del hospital durante la noche para evitar manchar las suyas). • **Batas de baño y pantuflas.** • **Cosméticos** - Traiga consigo las cosas que necesitará para sentirse y verse bien, incluyendo peine, cepillo, cepillo de dientes y pasta etc. • **Ropa para regresar a la casa** - No traiga pantalones apretados o faldas. Su abdomen será todavía más grande que lo normal. Las costuras de los pantalones pueden lastimar su episiotomía. Es mejor usar un vestido holgado o una bata para regresar a la casa. No olvide su ropa interior.

Para el Bebe

Pañales y alfileres de seguridad - Los desechables son también muy buenos. • **Cobija** - Pesada o ligera dependiendo del clima. Aun durante el verano Ud. necesitará algo para protejer al bebé del sol. • **Pijama** - O algo cómodo para ir a la casa. Si el clima lo permite, una camiseta y el pañal bastan. • **Ropa para la fotografía** - A veces es bueno traer ropita para la fotografía. Este vestido por lo general no es muy cómodo para usarlo cuando regresa a casa. • **Silla del coche especial para bébé** - Es necesaria para llevar al bebé a la casa. A veces las puede pedir prestadas al hospital.

Para el (la) acompañante en el trabajo de Parto

Bolsa - Esta puede ser una bolsa para cosméticos o una bolsa pequeña de papel. Debe contener las cosas que necesita el acompañante para ayudar a mamá en el trabajo de parto. Debe traer crema para los labios, loción o (talco) etc. • **Bocadillos** - Ponga bocadillos para el acompañante. Monedas para usar en llamadas telefónicas y en la compra de bocadillos o bebidas.. • **Lista de números telefónicos** para llamar después del nacimiento. • **Camara** para grabar los momentos importantes

Técnicas de Relajación, Distracción, y Respiración Durante el Trabajo de Parto

Las siguientes técnicas de respiración, relajación y distracción le ayudarán durante las contracciones del trabajo de parto.

La Relajación

La relajación consciente mantiene sus músculos relajados, y le ayuda a mantener su mente en calma, mientras su cuerpo se encuentra bajo el estress del trabajo de parto. Es importante estar cómoda durante el trabajo de parto. Practique la relajación total de su cuerpo (aunque le parezca chistoso).

- Encuentre la posición más cómoda. Acostada de lado con una almohada entre las piernas; o semisentada con la almohada debajo de las rodillas.

- Relaje todos los músculos del cuerpo empezando por los pies y subiendo hasta la cabeza, o viceversa. Detecte las zonas del cuerpo que aún permanecen tensas, y concéntrese en aquellas partes hasta que todo el cuerpo esté relajado. Incluyendo los pies, pantorrillas, muslos, glúteos, cada vértebra de la columna, hombros, brazos, antebrazos, manos, cuello y cara.

- Cuando tenga más práctica en esta técnica, Ud. podrá detectar con mayor facilidad la tensión muscular y podrá eliminarla para lograr la relajación total del cuerpo. Ud. puede imaginar que dá masaje (su acompañante puede dar el masaje) a cada grupo de músculos en todo el cuerpo hasta estar completamente relajada.

La Distraccion

¿Cómo distraerse cuando se encuentra incómoda? Encuentre la forma de distraerse mediante imágenes mentales que la hagan pensar en otras cosas, y no en las contracciones. El cerebro sólo puede concentrarse en una cosa a la vez. Ud. debe tratar de enfocar su concentración en ciertas imágenes, para evitar pensar en la incomodidad de las contracciones. Mientras más concentración logre, mayor será su estado de relajación.

- Enfoque su vista en un punto fijo como un cuadro en la pared.

- Cierre los ojos e imagínese una escena de calma y relajación: el romper de las olas en una playa desierta, el paso lento de las nubes bajo el cielo azul, o el murmullo de un arroyo en el campo.

- Cuente mentalmente - números, borreguitos, ¡cualquier cosa!

Respiraciones

Colóquese en una posición cómoda y relajada. Inspire por su nariz y deje salir el aire por la boca con sus labios entreabiertos y sin apretar sus dientes. Existen muchas técnicas de respiración. Todas ellas funcionan mientras Ud. haga a conciencia lo que tiene que hacer. A continuación le ofrecemos algunas sugerencias:

- Respiración Profunda - Inhale lenta y profundamente. Deje salir el aire lentamente con un poco de fuerza. Este, es un tipo de respiración profunda y relajante, que se practica cuando comienza, y cuando termina la contracción. Le ayuda a Ud. y al bebé a recibir una buena dosis de oxígeno. También ayuda a relajarla.

- Respiración Lenta y Profunda – Inhale lentamente a través de la nariz y suelte el aire sólo por la boca. Esta será su técnica básica de respiración al principio del trabajo de parto. Usela tanto como sea posible porque es la que requiere menos esfuerzo. Le permite a sus pulmones expanderse bien y mantiene una buena dosis de oxígeno para Ud. y su bebé. También elimina la tensión muscular sobre la matriz durante la contracción. Cuente 1-2-3-4 durante la inspiración y 1-2-3-4 durante la espiración. (Esta debe ser aproxi-madamente, una frecuencia respiratoria normal en reposo.)

- Respiración Superficial – En el trabajo de parto más activo, con las contracciones más intensas y frecuentes Ud. tendrá la tendencia de respirar más rápidamente. Ud. debe tratar de respirar lentamente para evitar la hiperventilación. Para lograr esto cuente "adentro - 1, adentro - 2", inspirando durante la palabra y exhalando durante el número. Con esto Ud. respira aproximadamente el doble de la frecuencia respiratoria normal en reposo.

- Respiración Ruidosa – Cuando exhale haga ruido como "jadeo" producido al soplar entre la lengua y el paladar. El ruido debe ser lo suficientemente intenso como para que Ud. lo oiga. Use esta respiración en el trabajo de parto activo cuando la respiración lenta no sirve ya de distracción durante la contracción.

- Jadeo Soplante – Inspire rápido y superficial dos veces seguidas y luego sople como queriendo apagar una vela. Ud. debe usar este método cuando ya casi es hora de pujar. Continue esto durante toda la contracción y también entre las contracciones si siente muchos deseos de pujar. Falta ya muy poco para empezar el pujo. Es importante no aguantarse la respiración porque esto hace que puje. No puje Ud. sino hasta que se le indique.

- Hiperventilación – Cuando Ud. respira muy rápido, sentirá mareo, hormigueo en las extremidades, y sensación de desmayo. Si esto sucede, trate de disminuir la frecuencia de sus respiraciones. Durante la contracción Ud. puede cubrir su boca y nariz con una bolsa de papel para respirar bióxido de carbono por 30 - 60 segundos. También puede "aguantar" la respiración por 10-20 segundos cuando termina la contracción, hasta que desaparezcan los hormigueos.

Recuerde
- La distracción la ayuda a relajarse.
- La relajación le ayuda a respirar correctamente.
- La respiración correcta le ayuda a estar más cómoda durante el trabajo de parto.

Estas tres técnicas funcionan juntas – y no por separado. Aunque estas técnicas parecen fáciles, la practica le ayudará a realizarlas automáticamente. la practica también le da confianza.

El Trabajo de Parto en Resumen

Muchas mujeres describen su trabajo de parto y su parto, como un proceso "normal". Muchas de las cosas que "se anticipan" durante el trabajo de parto no ocurren. Pueden ocurrir cosas que no han sido cubiertas por las clases prenatales o por este libro. Cada mujer y cada caso puede ser único y diferente de cualquier otro. No deja de tener mucha importancia el participar en las clases de preparación para el parto. La infomación a continuación le ayudará a complementar su aprendizaje del trabajo de parto. Esta información no puede reemplazar las clases prenatales o el juicio del médico a la hora del trabajo de parto

Los cambios descritos a continuación pueden ocurrir 2-4 semanas antes del parto en las "primerizas", o aquellas con partos anteriores. A veces dichos cambios no ocurren sino hasta que comienza el trabajo de parto.

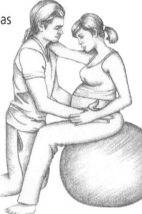

- Encajamiento (acomodamiento) del bebé en la pelvis.
- Mejora la respiración un poco por el descenso de la matriz.
- Orina frecuentemente.
- Incomodidad por las contracciones uterinas.
- Salida del "tapon de moco". (Flujo o desecho como "mucosidad", a veces con un poco de sangre). A veces puede suceder alrededor de una semana antes del parto.

Signos y síntomas del comienzo del trabajo de parto:
- Ruptura de membranas (cuando se rompe la fuente).
- Contracciones uterinas frecuentes y regulares que van en aumento.

Como medir la frecuencia de las contracciones:
Para medir la frecuencia de las contracciones, coloque su mano sobre la parte alta de la matriz, y sienta cuando esta comienza a "ponerse dura". (Esto es una contracción). Tome el tiempo desde este momento hasta cuando comienza la siguiente contracción.

Como medir la duracion de las contracciones:
Para medir la duración de las contracciones, coloque su mano sobre la parte alta de la matriz y sienta cuando esa comienza a "ponerse dura". Tome el tiempo desde este momento hasta cuando empieza otra vez a ponerse blanda.

Cuando es tiempo de acudir al hospital:
- Si tiene salida de líquido o goteo contínuo por la vagina.
- Si tiene sangrado continuo como regla, o de color rojo vivo.
- Si tiene contracciones con una frecuencia de cada 5-8 minutos.

Etapas del Trabajo de Parto y del Parto

El trabajo de parto que no es real, consiste de contracciones cortas y sin un patron regular.

Etapa Uno

Esta etapa empienza con el comienzo de las contracciones del verdadero trabajo de parto y termina con la dilatación completa del cérvix. (cuello de la matriz). El tiempo total de la etapa I varía según el caso. Las contracciones del trabajo de parto verdadero son regulares, con una frecuencia de 3 -5 en 10 minutos y con una duración igual o mayor de 30 segundos. En el trabajo de parto falso las contracciones no son regulares y por lo general son muy cortas.

Fase Latente - Trabajo de parto temprano (0-4 cm. de dilatación)

Esta fase puede durar hasta 20 horas en la madre "primeriza". Durante esta fase el bebé desciende poco a través de la pelvis y dilata (abre) el cérvix (cuello de la matriz), y lo borra (lo adelgaza).

Lo que Ud. pudiera sentir - Las contracciones uterinas (que se sienten como dolor en la espalda, presión pélvica, gas, o cólicos menstruales) que pueden ser irregulares, pueden acompañarse de (1) ruptura de las membranas; (2) expulsión del tapón de moco, (3) gran expectación.

Lo que Ud. puede hacer - Ud. puede continuar sus actividades normales si esto es posible. Practique los ejercicios de la pelvis si existe dolor en la espalda. Mida el tiempo de las contracciones desde el comienzo de una hasta el comienzo de la próxima. Use la "respiración profunda" si las contracciones son fuertes y no le permiten caminar, hablar o dormir.

En lo que otros le pueden ayudar - Su persona de apoyo puede ayudarle a medir las contracciones, y ayudarle a relajarse. Dicha persona u otros pueden llamar a su médico para solicitar instrucciones, o para conducirla al hospital si es necesario. En el hospital se le tomará la temperatura, pulso, respiraciones, tensión arterial y la frecuencia cardíaca del bebé. Se le pondrá un monitor para medir las contracciones y se le realizará un tacto vaginal. A veces es necesario el suero intravenoso conectado a una vena del brazo o de la mano.

Trabajo de Parto Activo (4-8 cm. de dilatación)

Lo que Ud. pudiera sentir - Las contracciones uterinas se tornan más intensas, más largas, y más frecuentes. Se sentirán en: (1) el abdomen; (2) arriba del hueso púbico, (3) en la espalda; (4) y en la parte superior de los muslos. Ud. sentirá más ansiedad y temor y necesitará ayuda de su persona de apoyo. Puede sentir que empieza a "perder el control de la situación".

Lo que Ud. puede hacer - Permanezca en la posición más cómoda, intente relajarse más y más con cada contracción. Use su "respiración profunda" con las contracciones y respire normal entre las contracciones. Orine para vaciar su vejiga. Intente frotar circularmente su abdomen con las dos manos. Puede pedir medicina para el dolor si la necesita. ¡ES ESENCIAL QUE PERMANEZCA RELAJADA!

En lo que otros le pueden ayudar - El personal médico continúa registrando los signos vitales del bebé y de la madre. Se revisa la dilatación cervical mediante los tactos vaginales. Su médico debe informarle acerca de la evolución del trabajo de parto.

Su persona de apoyo le hará sentir más cómoda de la manera siguiente: (1) colocando una toalla mojada con agua fría sobre la cara y cuello; (2) si el médico lo permite se le da hielo picado para disolver en la boca; (3) frotando la espalda para aliviar el dolor y la presión; (4) expresando palabras de aliento; (5) respirando con Ud. Pida cualquier cosa que le haga sentir más cómoda.

Transicion (8-10 cm. de dilatación)

Lo que Ud. pudiera sentir - Las contracciones uterinas son las más intensas y vienen cada 1-3 minutos, y duran 50-60 segundos. Puede existir (1) amnesia entre las contracciones; (2) calambres en las piernas (transitorios); (3) incomodidad generalizada; (4) inquietud importante; (5) sudoración de la cara y frente; (6) náusea y vómitos (transitorios), al igual que hipo y eructos; (7) sangrado obscuro, más abundante que antes; (8) sensación de jalones y apertura de la pelvis; (9) ruptura de las membranas (aún intactas); (10) temblor en las piernas (transitorio); (11) presión de la cabeza del bebé en contra del recto, (esto hace que tenga ganas de pujar o defecar). No puje hasta que se le indique; (12) mucha ansiedad y a punto de perder el control por la intensidad de las contracciones. Irritabilidad, sin tolerar que la toquen. Fustracion al sentir desconcentración que ya no puede con las contracciones.

En lo que otros le pueden ayudar - Voltearse de un lado a otro, a menos que ya lo haya intentado. (1) Respiraciones profundas; (2) "Respiraciones Superficiales" (muchas veces las hace automáticamente); (3) "Respiración Ruidosa"; (4) Si siente el deseo, pero no se le ha permitido pujar todavía use el "Jadeo Soplante". No aguante la respiracion. Trate de dormir entre las contracciones. Colóquese en la posición más cómoda. Prepárese para empezar a pujar cuando se le indique. En este punto falta ya poco para sentir alivio. ¡¡LA RELAJACION ES LO ESENCIAL!!

En lo que otros le pueden ayudar - La persona de apoyo puede aplicar una toalla húmeda fría en la cara. Cambio de toallas sanitarias frecuentemente. Frotar o empujar en la espalda suavemente. Ofrecer mucho apoyo y tenerle mucha paciencia. (Si la persona de apoyo necesita ayuda es necesario pedirla a la enfermera de trabajo de parto.)

Etapa Dos

Este período comienza con la dilatación completa del cérvix y termina con el nacimiento del bebé. El bebé desciende a través de los tejidos blandos del canal del parto, sobre el perineo, y finalmente ocurre el nacimiento.

La Hora de Pujar

Lo que Ud. pudiera sentir - Alivio debido a que a comenzado la segunda etapa. La presión sobre el recto causa ardor y distensión. Ud. se encuenta totalmente concentrada. Siente cansancio después de cada contracción. El dolor en la espalda y otras molestias desaparecen cuando Ud. comienza a pujar. Deseo de participar completamente, o en cambio, deseo de "que la duerman".

Lo que Ud. puede hacer - Tome dos respiraciones profundas, y luego tome aire y aguante la respiración, ponga la barba al pecho enroscando el cuerpo. Separe y jale las piernas hacia atrás. Puje largo y sostenido hasta la cuenta de "diez", tome una respiración profunda, aguante la respiración y puje otros diez segundos; haga ésto una tercera vez. Los pujidos largos y sostenidos son más efectivos en el nacimiento del bebé. Continúe pujando durante las contracciones. Descanse completamente entre las contracciones.

En lo que otros le pueden ayudar - Su médico, o la enfermera sigue revisando continuamente al bebé y le da instrucciones específicas durante la contracción. Los demás pueden sostener su cabeza y sus hombros y darle apoyo durante los pujidos.

Etapa del Parto o Nacimiento

Lo que Ud. pudiera sentir - Distensión o ardor de la vagina. Cuando nace su bebé existe una sensación de ardor. El área vaginal y el perineo (área entre la vagina y el ano) se puede desgarrar. Existe alivio cuando el bebé sale por completo.

Lo que Ud. puede hacer - Respire o puje según se le indique. ¡Escuche con cuidado! Oirá el primer llanto de ¡SU BEBE!

En lo que otros le pueden ayudar - Su médico y enfermeras la preparan para el parto. Se desinfecta el área perineal y se cubren las piernas y abdomen con sábanas estériles; a veces la episiotomía es realizada para ayudar a que él bebe nazca rápidamente. La persona de apoyo sigue ayudando y recomfortándole con cada contracción.

Etapa Tres

Este período comienza con el nacimiento del bebé y termina con el nacimiento de la placenta y el cordón umbilical.

Pushing

Lo que Ud. pudiera sentir - Contracciones un poco menos intensas. Agotamiento, pero al mismo tiempo felicidad y alivio. Hambre y sed.

Lo que Ud. puede hacer - Siga las instrucciones de su médico; puede ser necesario un último pujido.

En lo que otros le pueden ayudar - Prepararle para el período de recuperación. Si tuvo una episiotomía o desgarro necesitará reparación.

La ayuda que recibirá su bebé - Se succionará la boca del bebé, se cortará el cordón umbilical y se le colocará bajo el calentador. Se le asignará la calificación de "Apgar" de 1 y 5 minutos. Una calificación igual o mayor a 7 a los cinco minutos indica que el bebé se encuentra en buenas condicióne. Esta calificación indica la tolerancia del bebé al trabajo de parto.

Escala de Apgar

Parámetro a Prueba	0	1 Punto	2 Puntos
Frecuencia Cardíaca	ausente	lenta (menos de 100 latidos por minuto)	100 o más per latidos por minuto
Respiraciones	ausente	lentas o irregulares	regulares
Tono Muscular	flácido	poco movimiento de extremidades	movimiento activo
Color de la Piel	azul	cuerpo de color rosa, extremidades azules	totalmente rosa
Reflejos	ausente	gestos	llanto

Lista de Funciones para la Persona de Apoyo

La persona de apoyo puede ser el padre del bebé, la hermana de la paciente o su madre. También puede serlo un(a) amigo(a) de confianza. La persona de apoyo debe estar preparada para ofrecer ayuda, durante los diferentes períodos del parto. He aquí algunas sugerencias.

Fase Latente (Trabajo de parto temprano)

• Conservar la calma y la confianza en sí mismo(a). Su presencia y apoyo son contribuciones muy importantes.

• Si las contracciones comienzan durante la noche y son muy leves, hay que recomendar el descanso. Si comienzan durante el día, y son leves, puede hacer pasar el tiempo por medio de la lectura, plática, juegos de cartas, televisión etc.

• No la obligue a que permanezca en cama. Es posible sentarla sobre una silla cómoda con las piernas apoyadas, o caminar para pasar el rato. Ofrezca apoyo e instrucciones para relajarse durante las contracciones.

• No deben usarse las "respiraciones del trabajo de parto" sino hasta que ella sienta la necesidad. Luego puede respirar profundo, despacio y regular. En este punto ella puede continuar dichas respiraciones con poca ayuda.

• Conozca la ruta al hospital y el tiempo que tomará llegar. Mantenga el tanque lleno de gasolina todo el tiempo. Maneje con cuidado y evite las maniobras bruscas o rápidas. Mantenga las respiraciones constantes y profundas. Si necesita más de una almohada, no olvide traer consigo las que necesite.

Trabajo de Parto Activo

• Las contracciones serán más frecuentes, más intensas y de mayor duración. Ella dejará de platicar y se ocupará más del trabajo de parto. No intente distraerla, mejor ayúdele a manejar las contracciones. Ella tendrá el monitor fetal y quiza una línea de suero al llegar al hospital.

• Un sitio donde impera el silencio y la calma le ayudarán en la relajación. Evite la luz potente sobre los ojos, el movimiento excesivo, y los ruidos repentinos.

• La posición del cuerpo juega un papel importante en la comodidad y relajación. Debe cambiarse la posición frecuentemente. Existen varias posiciones que se pudieran intentar: acostada de lado, sentada, caminando, en cuclillas, etc. Por lo general le acomodará más la posición de lado. Debe evitarse la posición acostada sobre la espalda ("boca-arriba"). Sentirá más cómodas las piernas, flexionadas y con una almohada entre ellas. Asegúrese de que exista un soporte también para el abdomen.

• La mujer en trabajo de parto le agradecerá ciertas medidas recomfortantes. Una toalla húmeda y fría para limpiar el sudor de la cara y cuello. Masticar hielo o morder una toalla húmeda. Mantenga siempre su boca húmeda. Presione la parte baja de la espalda para aliviar el dolor y la incomodidad.

- Ofrézcale palabras de aliento. Ayudan las palabras tales como "¡Tú puedes!";"¡Muy bien!"; "¡Así es!".

- Ayude con las respiraciones. Las respiraciones son su mejor ayuda para relajarla y para distraerla durante las contracciones. Las respiraciones deben ser lentas y rítmicas: tomando aire por la nariz y dejándolo salir por la boca. Aconseje que mantenga la lengua detrás de los dientes superiores para evitar la resequedad en la boca. Si existe "hormigueo" de la boca, manos o piés puede haber hiperventilación por respirar demasiado rápido. Ayuda respirar dentro de una bolsa de papel, o cubrirse la nariz o boca por unos minutos.

- El período de transición puede ser el más difícil. Las contracciones son largas, frecuentes e intensas. La paciente puede tornarse irritable, y puede sentir pánico de momento. Necesita de su ayuda ahora más que nunca. Necesitará instrucciones durante cada contracción. (Deberá orinar antes del comienzo de este período, si es posible).
  - Recuerde Ud. a la paciente que este período será corto. Habrá alivio cuando comience a pujar. Recomiende el descanso entre las contracciones.
  - Si existe pánico exprese con firmeza: "Respira conmigo, ¡Muy bien!, falta poco".
  - La segunda etapa del trabajo de parto (del nacimiento), se anuncia cuando la paciente siente la necesidad de pujar como cuando tiene ganas de ir al baño. Si la enfermera no está presente localícela de inmediato.

- Durante la segunda etapa, la paciente sentirá felicidad y sorpresa al mismo tiempo. Necesitará instrucciones acerca de lo que tiene que hacer. Sólo puede pujar cuando el médico así lo haya indicado.
  - Cuando comienza la contracción, indique a la paciente tomar 2 respiraciones profundas, luego aguantar la respiración, y pujar fuerte y sostenidamente como si fuera a   defecar. Después de 10 segundos o cuando sea necesario, hay que soplar para dejar salir el aire, tomar aire otra vez y volver a pujar así hasta que termina a contracción.
  - Sostenga su cabeza hacia arriba pegando la barba al pecho. Haga que la paciente lexione sus rodillas o tobillos hacia atrás, y ayude a levantar las piernas y flexionarlas hacia atrás durante los pujidos.
  - Ofrézcale hielo y limpie su cara con una toalla mojada con agua fría.

- Si Ud. estará presente durante el parto, se le pedirá que se vista con ropa quirúrgica.

Despues del Parto

- Después del parto se le examinará frecuentemente durante el período de recuperación. Se le tomarán medidas y peso al bebé. Si el padre no está presente durante el parto, se le avisará en la sala de espera que la madre ya está en recuperación.

- Después de una corta visita, será hora de dejarla descansar. Ud. también necesitará descanso en casa para regresar al hospital a ofrecer su ayuda nuevamente.

- Pregunte a la enfermera si es necesario usar bata quirúrgica y lavarse las manos

La Operación Cesárea

Todas las mujeres embarazadas deben saber acerca de la operación cesárea. Cualquier mujer puede llegar a necesitarla. Aproximadamente una de cada tres o quatro mujeres embarazadas en los EE.UU. tienen a su bebé por medio de la cesárea. La razón por la cual se hace cesárea por primera vez a la mayoría de las pacientes es por complicaciones durante el trabajo de parto. El obstetra puede indicarle una cesárea debido a condiciones que ocurren antes de que se presente el trabajo de parto. Es mejor si Ud. entiende las razones por las cuales se necesitará una cesárea. Ud. puede y debe hacer preguntas a su médico durante las visitas prenatales, para estar lista en caso de que su bebé tenga que nacer por cesárea.

¿Que es la Operacion Cesarea?

La cesárea es el nacimiento del bebé a través de una incisión (corte) en el abdomen, y la matriz. La cesárea se hace bajo anestesia general (con la paciente dormida e inconciente), o con anestesia regional (bloqueo epidural o subaracnoideo; también conocido como "ráquea"). El uso de antibióticos y técnica estéril hacen de la cesárea hoy en día, una de las operaciones con menos índice de complicaciones. La operación cesárea protege la salud del bebé y a veces también la de la madre en situaciones en las que están en peligro.

La cesárea puede ser una experiencia de ambos miembros de la pareja si Ud. está preparada para ella. No quiere decir que Ud. ha fallado en su intento de tener un parto vaginal. Ud. puede usar mucha de la información de las clases prenatales. El conocer antes de tiempo lo que ambos miembros de la pareja pueden hacer durante la cesárea le ayuda a estar preparada para ella.

¿Por qué puede ser necesaria una Cesárea?

Las razones usuales por las cuales se necesita una cesárea por primera vez son las siguientes:

- El bebé es demasiado grande para pasar a través de la pelvis materna.
- La frecuencia cardíaca fetal nos demuestra que no recibe suficiente oxígeno o hay otros signos de sufrimiento fetal.
- El bebé se encuentra en una posición anormal - pélvica (cuando los pies o nalgas vienen primero), transversa ("atravesado"), etc.
- La placenta obstruye la apertura del cérvix (placenta previa).
- La placenta se desprende de la matriz antes de que nazca el bebé.
- El trabajo de parto no progresa adecuadamente.
- La madre tiene lesiones producidas por el virus del Herpes cerca de la vagina a la hora del trabajo de parto.
- El embarazo es múltiple (gemelos, triates), etc.

¿Que Sucede Durante una Cesarea?

Los procedimientos de la operación cesárea son variados pero los siguientes son procedimientos de rutina:

- La enfermera lavará y rasurará el área donde se practicará la incisión.
- Se tomarán muestras de sangre para determinar su tipo sanguíneo y factor Rh. Esto es necesario para tener sangre lista en caso de que se encuentre sangrado excesivo.
- Se le pondrá una sonda en la vejiga para drenar la orina hacia un recipiente de plástico. Eso vacía la vejiga para que no estorbe a la hora de la operación. Este procedimiento no es doloroso. La sonda se le retira al día siguiente.
- Se le colocará un cateter intravenoso en el brazo para administrarle suero. Con esto también se dispone de una vía intravenosa la cual puede usarse para administrar medicamentos. El suero por lo general se continúa por 24-48 horas hasta que Ud. pueda comer o tomar líquidos.
- Frecuentemente se le administra un antiácido antes de la operación, para neutralizar los jugos gástricos en caso de vómito.
- Su abdomen se lavará con soluciones tibias y luego frías y luego se le "pintará" con desinfectante de color café que contiene iodo. Este procedimiento elimina las bacterias (microbios) de la piel donde se realizará la incisión.
- Se le comenzará a administrar la anestesia, la cual puede ser: El bloqueo epidural o subaracnoideo, también conocido como "la ráquea"; en el cual Ud. permanece despierta con el cuerpo "dormido" del ombligo hacia abajo, o la anestesia general, en la cual Ud. se encuentra dormida o inconsciente durante la operación. La decisión acerca del método anestésico la hace Ud., junto con el obstetra y anestesiólogo.
- La cesárea toma de 45 - 90 minutos en realizarse. El bebé nace en los primeros 5-10 minutos. El médico saca la placenta poco después.
- Luego se sutura (se cose) la matriz y las capas de la pared abdominal. Estos últimos procedimientos toman la mayor parte del tiempo.
- Se le administra oxitocina para impedir el sangrado excesivo.

Existen varios tipos de incisiones uterinas y aquellas que se realizan en la piel. No siempre se realizan ambas en la misma dirección. La decisión acerca del tipo de incisión la toma el obstetra durante la operación. La incisión de la piel abdominal puede ser horizontal o vertical. La incisión uterina puede ser transversa (horizontal), o vertical. Cuando esta última se extiende hacia arriba y afecta el músculo contráctil del útero se le llama incisión "clásica". En general, no es recomendable intentar el parto vaginal después que se haya realizado una incisión uterina "clásica". Sólo la incisión uterina, (de la matriz), importa en la decisión acerca de permitir o no el trabajo de parto en el siguiente embarazo.

Temas a Discutir Durante sus Visitas Prenatales

Es importante platicar con su médico por adelantado acerca de las opciones disponibles si tiene Ud. que tener a su bebé por cesárea. Los temas a considerar por adelantado pueden incluir: el procedimiento mismo, y el hospital donde se llevará a cabo, la presencia de la persona de apoyo dentro de la sala de operaciones o de recuperación. Dar el pecho en la sala de recuperación puede también ser tema de discusión.

Las mujeres que han tenido cesárea, pueden también "dar el pecho". Mientras más pronto dé el pecho a su bebé será mejor.

El que haya tenido una cesárea no quiere decir que todo el tiempo tenga que tener cesárea para el nacimiento de sus bebés. Muchas veces, es seguro tener un parto vaginal después de una cesárea. Asegúrese de discutir esto con su médico ya que muchas veces hay que obtener copias del reporte operatorio de la cesárea previa y entregarlas a su médico.

Despues de la Cesarea

Si el bebé respira normalmente (a veces requieren de más tiempo y estimulación para hacerlo después de una cesárea), y Ud. está despierta puede preguntar si se le permite sostener a su bebé y darle pecho. Si la persona de apoyo se encuentra con Ud. se le puede permitir también sostener a su bebé. Esta es una oportunidad importante para empezar el acercamiento entre el bebé y los padres.

En ocasiones se traslada al bebé a la sala de cuidados intermedios para observación. Esto puede ser rutina después de la cesarea, en muchos hospitales.

Cuando salga del quirófano se le llevará a la sala de recuperación hasta que se terminen los efectos de la anestesia. Esto puede tardar de dos a cinco horas. Algunos hospitales permiten que permanezcan con Ud. su bebé y su persona de apoyo. Después de la sala de recuperación se le traslada al piso donde se recuperan otras madres que acaban de tener a su bebé. Tendrá a su disposición medicamento para el dolor que se presenta después de la cirugía.

Las suturas o grapas que tiene en la piel se le retiran en 3 - 5 días. Algunos doctores utilizan suturas absorbibles que no se le retirarán. Su condición física a la hora de la cirugía, y la razón de la cesárea, serán los factores más importantes que afectan el tiempo de recuperación, y su salida del hospital.

Periodo de Recuperacion Despues de la Cesarea

Para impedir las complicaciones, y acelerar la recuperación después de la cesárea, Ud. puede practicar ciertos ejercicios mientras que todavía se encuentra en cama. Pregunte a su médico acerca de ellos.

Es importante el reposo. Por 2-3 semanas Ud. debe de contar con ayuda para realizar los quehaceres de la casa. Un familiar, amigo o su pareja suelen ser indispensables. Ud. no debe estar sola hasta que el bebé cumpla 7 días de nacido. Ud. estará en cama la mayor parte del tiempo excepto para ir al baño y para cuidar a su bebé. Es importante caminar en suelo plano mientras esto sea posible. Desde el final de la primera hasta la tercera semana Ud. debe levantarse a caminar varias veces al día y descansar frecuentemente. Evite encargarse de los quehaceres todavía. Por lo general no levante más que el peso de su bebé. Recuerde que no hay que hacer más de lo que se recomienda aunque Ud. se sienta mejor.

La herida quirúrgica se hará menos notable pero no desaparecerá completamente. Por lo general, si se hace una cesárea en el embarazo siguiente la herida se realiza en el mismo sitio y se quita la cicatriz anterior.

Recuerde que la cesárea es simplemente una de dos formas de tener un bebé. No tenga miedo de sostener, tocar y disfrutar a su bebé lo más posible. Esto ayuda a que la mamá y el bebé comiencen una vida sana juntos.

Seccion Cinco

Después del Parto

Alimentación del Bebé con Leche Materna o de Fórmula

Una de las muchas decisiones que Ud. debe tomar en relación al cuidado del bebé es el tipo de alimentación.

La Leche Materna

La leche materna es el alimento ideal para el recién nacido:
- Satisface los requerimentos nutricionales desde su nacimiento hasta el primer año de vida.
- Contiene anticuerpos maternos que confieren protección al bebé en contra de algunas en fermedades. Este efecto es temporal y su hijo (a) requerirá ser vacunado (b) posteriormente.
- Existen factores en la leche que desinfectan los intestinos y le protejen en contra de la diarrea y otros problemas intestinales.
- Fortalece la unión natural que existe entra la madre y su hijo.
- Es más fácil de digerir que la leche de fórmula.

Acelera su recuperación:
- Al dar pecho se libera una hormona que contrae la matriz y disminuye el sangrado.
- La prolactina hace que su menstruación no se reanude y disminuye la pérdida de sangre.
- Al dar pecho Ud. gasta más calorías y pierde un poco del peso que ha ganado durante el embarazo.

Conveniencia y costo:
- Menos costoso que la formula.
- La leche materna puede ser extraída y puede conservarse en biberones en refrigeración.
- La leche materna puede ser extraída y puede conservarse en biberones en refrigeración.
- Regresar al trabajo no impide que usted continué dando pecho.

La Leche de Formula

Existen algunas razones por las cuales la madre puede preferir la fórmula.
- Otras personas pueden también ayudar a alimentar al bebé.
- No hay problema si toma medicamentos como analgésicos o anticonceptivos.
- Existe fórmula en casi todas las tiendas locales.
- La fórmula a veces viene "lista para dar" en botes o botellas, aunque es más cara que "en polvo".
- La leche de vaca debe evitarse durante el primer año.
- Puede parecerle más conveniente.

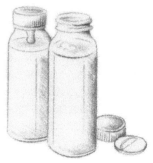

El Primer Día
Después del Parto

Platique sus experiencias del trabajo de parto y parto con su pareja y amigos.

Su Bebe

Su bebé recién nacido es rojizo y arrugado. • Su cabeza será grande en comparación con el resto del cuerpo. • Su cabeza estará un poco deformada a raíz del paso por el canal del parto. • La parte superior de la cabeza tendrá fontanelas (la mollera) al frente y atrás. • El color de los ojos será azul grisáceo pero le cambiará con el tiempo. • En ambos sexos los senos estarán crecidos por acción hormonal materna. Esto se quitará en pocos días. • Si es varón, su bebé tendrá un poco hinchado el escroto (la bolsa que contiene los testículos). • A veces existe un poco de sangrado vaginal en las niñas recién nacidas. • Su bebé fija la mirada en su cara, responde a su voz y a estímulos tactiles. • Puede "chuparse" su dedo, prensar objetos con la mano, succionar leche del pezón y atraer la atención y admiración de todos con sus cualidades físicas y sociales típicas del recién nacido.

Su Cuerpo

Ud. puede tener flujo (loquios) vaginales sanguinolentos, mucosos y con grumos, desde la primera a la quinta semana después del parto. • Si tuvo una episiotomía (incisión hecha para facilitar el nacimiento del bebe) o un desgarro, esta área estará adolorida y sensible. Tendrá incomodidad y a veces dificultad al orinar al principio debido a lo hinchado que se encuentran sus tejidos durante los primeros días. • La leche no "baja" sino hasta el tercer día después del parto. No obstante, desde un principio existe calostro en sus senos, el cual alimenta y brinda protección al bebé en contra de las infecciones. • Ud. puede sudar y orinar profúsamente. Esta es la manera por la cual su cuerpo elimina el exceso de líquido acumulado durante el embarazo. • Ud. puede sentir alegría y fatiga al mismo tiempo. • Su abdomen continúa siendo grande y flojo hasta que sus músculos se adaptan al nuevo tamaño de la matriz. • Ud. perderá peso gradualmente al perder el líquido acumulado a través de la orina. • Ud. deberá bañarse, comer y dormir. • Sentirá la necesidad de acercarse y abrazar a su bebé. • Sentirá la necesidad de compartir su felicidad con su pareja.

Su Responsabilidad

Repita los ejercicios de Kegel (página 26), justo después del nacimiento, y practique 3-4 veces al día. • Camine por lo menos 2-3 veces al día si esto se le ha permitido. • Tome líquidos en abundancia. • Descanse cuando sienta cansancio. • Para aumentar la secreción de leche, alimente al bebé lo más pronto posible después del parto y por lo menos cada 2-3 horas (cuando éste tenga hambre). • Disfrute del toque suave de la piel de su bebé. Sostenga, arrulle y acaricie a su bebé frecuentemente.

El Puerperio
(La Cuarentena)

Después de los nueve meses de embarazo Ud. ya es una mamá. No obstante la experiencia positiva que acaba de tener, y el amor que siente por su bebé, Ud. debe ahora afrontar los cambios inmensos que vienen en su vida.

Todas las alteraciones que han ocurrido gradualmente en su cuerpo durante los nueve meses deben de volver a la normalidad. Ud. debe de cuidarse durante este período aunque ya se sienta bien. Junto con los cambios físicos de su cuerpo pueden haber diferentes reacciones emocionales a la maternidad. Estas pueden ser positivas o negativas, aunque más comunmente de ambos tipos. Los "instintos maternos" pueden no llegarle inmediatamente. Toma algo de tiempo para que Ud. y su bebé se conozcan.

Su lista de preocupaciones puede aumentar todos los días durante el puerperio si Ud. se lo propone. Trate de no preocuparse demasiado por algunas cosas. He aquí algunas sugerencias para estar preparada durante el puerperio.

Busque a Alguien con Quien Aclarar sus Dudas
Puede ésta ser una persona de las clases prenatales. Puede reunirse con un grupo de mamás de la clase prenatal después de que todas hayan tenido a su bebé. Cuando muchas personas pasan por la misma etapa difícil, es útil compartir las experiencias para brindarse apoyo. Las mamás que han tenido bebés pueden brindarle ayuda con sus consejos.

Si Ud. siente que pudiera hacer daño, abusar o descuidar a su bebé ¡Consulte a su médico!

Trate de ser Realista Acerca de lo que Puede Esperar de su Bebe y de lo que Sucede Durante el Puerperio
¡Espere lo inesperado! Aunque Ud. haya oído lo difíciles que son las primeras semanas, es posible que no haya anticipado las responsabilidades. Muchas parejas nunca han visto un bebé recién nacido. Cada bebé es único, y existen muchas variantes de lo normal. La mayoría de los recién nacidos no se ven como en los comerciales de televisión. Puede producirle angustia ver llorar a su bebé o no verlo sonreír. Pregunte a sus amigos, padres de familia como eran sus hijos a esa edad y que esperar de ellos. Si sigue preocupándole algo acerca de su bebé consulte con su médico pediatra.

Durante sus primeros días de regreso en casa puede sentir que no sabe exactamente cómo cuidar a su bebé. Sea paciente - aprenderá a través de la experiencia. Todos los nuevos padres de familia sienten esta angustia. No tenga miedo de admitir que tiene dudas acerca de la maternidad.

No Ignore los Sintomas del Cansancio
Es sorprendente el cansancio, físico y mental, de las madres en los primeros meses después del parto. Hágale caso a su cuerpo y descanse cuando pueda. Relájese y disfrute de este período que pasará con su bebé.

El dormir es esencial durante el puerperio. Acuéstese temprano. Tome una siesta mientras duerme su bebé. Anuncie en su puerta: "Mamá y bebé dormidos" para evitar ser despertada por visitantes inesperados. Desconecte (o descuelgue) su teléfono durante estos períodos de descanso.

Procure Limitar el Numero de Visitantes que Tenga Durante las Primeras Semanas

Todo el mundo querrá ver al recién llegado y esto puede cansarla rápidamente. Haga un horario de visitas, dándose descanso entre ellas, y exija que éste se respete. Si desea compañía, no intente ser la super anfitriona. (Los visitantes pueden servirse de comer o tomar si lo desean y, de paso, le pueden servir algo a Ud.) A menudo, la gente desea ayudar pero no saben cómo o con qué - no tenga miedo en decirles, como pueden ayudarle.

Si le Ofrecen Ayuda, ¡Aceptela!

Aunque es muy probable que usted sola pueda con todo, no cabe duda que será más fácil si recibe ayuda. Un familiar, un buen amigo u otra persona de confianza le pueden ayudar con las labores de la casa. Ésta es una buena oportunidad para que el padre del bebé demuestre sus habilidades caseras y practique el cuidado de su bebé. Durante las primeras dos semanas, el padre del bebé puede cocinar, limpiar, contestar el teléfono, atender a los visitantes y hacer el mandado. Ud. puede atender a su bebé (sólo requiere de alimento y de cambios de ropa). Éste es un momento importante de acercamiento entre Ud. y su bebé, y los dos deben estar juntos para aprovercharse al máximo. Acostúmbrese al hecho de que los quehaceres se tendrán que desantender durante este período de transición.

Evite el cargar objetos pesados (más pesados que su bebé) y el subir escaleras. Hágalo sólo en casos necesarios, durante estas primeras semanas.

Pudiera Deprimirse sin Razon Alguna

El sentirse cansada, triste o un poco desanimada después del parto es perfectamente normal. Por lo general, esta sensación pudiera durar de un día a varias semanas, y puede caracterizarse por tristeza, ansiedad, depresión, inquietud e irritabilidad. Pudiera haber momentos de frustración, resentimiento o enojo. Sus hormonas estan en un estado de cambio después del parto, y son la causa principal de estas sensaciones, sentimientos y emociones. La falta de un sueño continuo, su papel cambiante para con su pareja, y las necesidades constantes de su bebé, son factores que contribuyen a la depresión postparto. La depresión postparto no debe tomarse a la ligera. Si usted descubre que en verdad está muy deprimida o no puede con los cambios que le ha traído el nacimiento de su bebé, es importante que consulte con su médico para que reciba ayuda de inmediato. Si no toma esta medida, la depresión pudiera empeorarse y tener efectos peligrosos sobre su salud mental, afectando sus relaciones para con su bebé y su pareja.

La Pérdida de Peso Depués del Parto es Algo Que Toda Mujer Desea

Es normal perder hasta 20 libras (10 kilos) en la primera semana después del parto. Aunque Ud. tendrá ganas de perder más peso, no es aconsejable que se ponga a dieta inmediatamente - piense en hacerlo después. Aunque no le de el pecho a su bebé, necesita alimentarse con una dieta balanceada para mantenerse en buena salud y conservar energía.

Su cuerpo ha almacenado aproximadamente siete libras (3-4 kilos) de grasa para proporcionarle una reserva de energía durante los primeros tres meses después del parto. Si Ud. come apropiadamente y hace ejercicio, perderá gradualmente esas libras (kilos) de más.Si le está dando pecho a su bebé, es muy importante que reciba una buena nutrición. Los nutrientes que recibe el bebé durante la lactancia dependen completamente de la calidad de los alimentos que Ud. consume en su dieta normal.

Dos es Compañia, Tres es Multitud

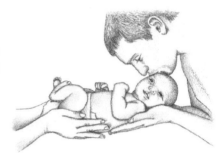

Piense cómo este refrán pudiera aplicarse a ústed, a su pareja y a su bebé. El nuevo bebé cambia los sentimientos e interacciones entre los integrantes de la familia. Si tienen otros hijos, es a veces difícil para ellos aceptar la gran atención que el bebé requiere.

Prioridades en el Puerperio

Después del nacimiento de su bebé, habrá una gran demanda de su tiempo y atención. Los consejos vendrán de muchas partes: los amigos, los parientes, las revistas, la tele, etc. Quizá tendrá una visión de lo que debiera ser un hogar perfecto con un bebé contento, un esposo feliz, piso rechinando de limpio y pan horneándose. Estas cosas son posibles, pero hay que ser razonables. Acuérdese que las "super mamás" sólo existen en las películas. Descubra las cosas que le importan a usted y a su pareja: ¡Establezca prioridades!

Cada día, guarde unos momentos para Ud. Haga algo que disfrute de verdad. Lea una revista, píntese las uñas, haga ejercicio. Un par de minutos diarios dedicados solamente a Ud. pueden ser la diferencia entre la felicidad y la depresión.

Es importante planificar sus comidas ya que el bebé puede interrumpirla durante la hora de comer. Durante los últimos meses del embarazo cocine lo suficiente para guardar porciones en el congelador. Coleccione recetas para platillos que contienen carne, verduras y arróz o pasta. Ésto contiene alimentos completos y puede guardarse en el congelador después de prepararse. Puede Ud. también comprar comida preparada lista para hornear, para ahorrarse tiempo. Puede usar platos y utensilios desechables.

El atender a su bebé al mismo tiempo que su casa y sus relaciones personales puede ser un acto de circo. La diferencia la hace el planificar con tiempo, aprender los trucos de ser mamá, y no dejarse vencer por la fustracion. Habrá días buenos y días malos, pero recuerde que su bebé y su pareja la quieren ver contenta y sonriente. Disfrute estos felices años porque el tiempo pasa rápido, y cuando menos se lo espere, Ud. estará dando consejos de madre experta a sus amigas embarazadas.

Si ud no se siente bien, o tiene dolor en cualquier sitio, consulte a su medico.

No espere hasta la cita despúes del parto si Ud. tiene dolor. Es común sentirse cansada pero no debe sentirse mal después del parto. Si Ud. tiene cualquiera de los síntomas a continuación, llame a su médico inmediatamente.

- Sangrado excesivo, mayor que una menstruación, o suficiente para "empapar" una toalla sanitaria en una hora.

- Flujo o desecho vaginal con olor desagradable.

- Temperatura mayor a los 100.3° F (38° C). A veces puede haber algo de temperatura durante las primeras 24 horas después del parto.

- Enrojecimiento o dolor de los senos.

- Pérdida de apetito por tiempo prolongado.

- Piernas hinchadas, dolorosas o enrojecidas.

- Dolor en la espalda o en la parte baja del abdomen.

- Breasts are red and/or feel painful.

- Estreñimiento (constipación).

- Dificultad para orinar.

- Dolor o ardor al orinar.

- Dolor excesivo o en aumento del area de las suturas.

- Dolores de cabeza persistentes.

- Depresión severa o sentimientos de hacerse daño a usted o a su bebe.

- Mareos persistentes.

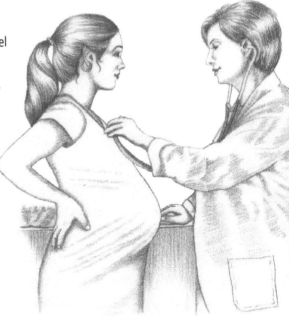

La Vida Íntima
Después del Parto

¿Cuando podré tener relaciones sexuales después del parto?

Su cuerpo sufre muchos cambios después del nacimiento. Dichos cambios pueden afectar su vida sexual. Sus hormonas disminuyen y se ajustan al nivel de antes. Su matriz y su vagina tienen que regresar al tamaño normal. Es recomendable esperar hasta la revisión postparto a las 6 semanas para volver a tener relaciones sexuales.

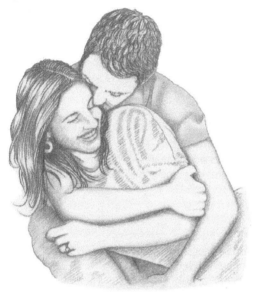

¿Necesitaré anticonceptivos poco después del parto?

Antes de tener relaciones sexuales obtenga un método anticonceptivo seguro. Dar el pecho y la falta de la menstruación no le confieren protección segura. Por favor consulte la sección de "Metodos de Planificación Familiar" que sigue más adelante.

Ud. puede quedar embarazada aún durante la lactancia si no utiliza anticonceptivos.

¿Doleran las relaciones sexuales después del parto?

Es importante la comunicación con su pareja ahora igual que antes del parto. Sus tejidos estarán adoloridos y no tan lubricados como antes. Es importante tomar las cosas con calma y expresar si hay o no dolor. Ud. puede usar un lubricante hidrosoluble como el "K-Y jelly". No pierda los ánimos si siente un poco de dolor o incomodidad al principio. Su cuerpo tarda un poco en reajustarse a sus niveles de antes.

Ejercicios en el Puerperio

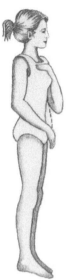

Recomendamos los ejercicios a continuación para reestablecer su figura y tono muscular. Si acaba de regresar del hospital empiece los ejercicios poco a poco. Si le duele, tómelo con calma y no se exceda. Si nota incomodidad en la pelvis o cambios persistentes en el flujo vaginal (en el color, olor o cantidad), descontinue los ejercicios y consulte a su médico.

Recomendamos los ejercicios 1 a 4 durante la primera semana. Después los ejercicios 5 y 6 durante la segunda semana. Los ejercicios 7 y 8 pueden realizarse la tercera semana. Cada ejercicio puede repetirse 4 veces al día.

Primera Semana

Respiraciones Abdominales- Tome aire profundo para sacar el abdomen. Exhale lentamente sumiendo el abdomen firmemente.

Elevación de los Brazos - Acuéstese boca-arriba con las piernas un poco separadas. Extienda bien sus brazos en el piso. Eleve los brazos bien extendidos hacia adelante hasta tocarse las manos. Abra sus brazos regresando a la posición original.

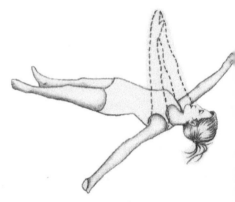

Extensión de la Nuca - Acostada boca-arriba sin almohadas, exhale y levante la cabeza hasta tocar la barba en el pecho.

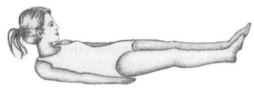

Ejercicios de Kegel - Este es el mismo ejercicio que fortalece los músculos alrededor de la vagina, que practicó durante su embarazo. Apriete los músculos de adelante hacia atrás (recto) hasta un nivel máximo. Después relaje poco a poco.

Primera Seamana

Ejercicios de la Pelvis- Acostada en el piso con las rodillas flexionadas. Tome aire. Sople lentamente y presione la parte baja de la espalda contra el piso con sus músculos abdominales y glúteos.

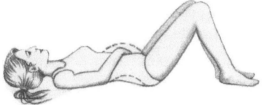

Manos Hacia las Rodillas - Acostada boca-arriba con las plantas de los pies sobre el piso y las rodillas flexionadas. Levante la cabeza y extienda sus mano derecha para tratar de tocar (pero sin tocar), su rodilla izquierda. Repita el movimiento con su mano izquierda, y rodilla derecha.

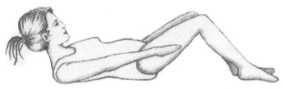

Tercera Semana

Elevación de la Pierna - Acostada boca-arriba, exhale lentamente, apunte con los dedos de los pies y levante la pierna despacio hasta un ángulo de 45 grados. Tome aire y baje la pierna despcio. Repita con la otra pierna.

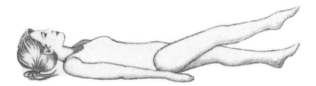

Sentadillas Modificadas - Acuéstese en el piso con los brazos cruzados sobre el pecho y las rodillas flexionadas. Sople y levante la cabeza y hombros mientras sume su abdomen. Tome aire mientras baja la cabeza y regresa a la posición original. (No haga "toda una sentadilla").

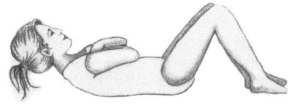

La Planificación Familiar

Las mujeres que desean anticonceptivos tienen muchos métodos de donde escoger. La planificación familiar puede ser muy importante para su salud. Los métodos anticonceptivos le permiten decidir cuantos hijos tener y cuando tenerlos.

Las necesidades individuales varían mucho pero si Ud. y su pareja deciden usar un método anticonceptivo, este debe ser efectivo, seguro y fácil de usar. Existen muchos métodos anticonceptivos. El mejor método es aquel con el que Ud. se siente cómoda y va de acuerdo con su salud y su estilo de vida. No importa el método que Ud. elija, tiene que usarlo consistente y correctamente para que este funcione. De aquellas mujeres sexualmente activas que no utilizan método alguno 90-100% quedarán embarazadas al cabo de un año. Recuerde Ud. que la lactancia y la falta de menstruación no aseguran el control de la fertilidad.

Pastillas Anticonceptivas (La Píldora)/Parches Anticonceptivos/ Inyecciones mensuales

¿Cómo Funciona?: Píldoras, Parches y las Inyecciones anticonceptivas están compuestas de dos hormonas sintéticas: Progesterona y Estrógeno. Los parches anticonceptivos fueron aprobados en 2001. Estos métodos previenen la salida del óvulo de los ovarios y cambian la consistencia del moco cervical de manera que los espermas no pueden alcanzar el óvulo.

Ventajas: Las Píldoras, Parches y las Inyecciones mensuales son entre 98-99% efectivos cuando son usados como se prescriben. Existen muchas ventajas al tomar hormonas: Disminuye la cantidad de flujo menstrual y a su vez ayuda a prevenir la anemia. Disminuye los cólicos menstruales en la mayoría de las pacientes. Reduce la incidencia de formación de los quistes en los ovarios. Los periodos menstruales son más regulares. Ayudan a corregir el problema del acné. Protege el tejido interior del útero contra el cáncer y disminuye el riesgo de contraer cáncer en los ovarios. Los parches anticonceptivos son aplicados a la piel una vez cada semana por tres semanas. Algunas mujeres encuentran que aplicar el parche es más fácil que tomar una píldora todos los días.

Desventajas: Las Pastillas anticonceptivas, parches e inyecciones tienen efectos secundarios similares. Estos incluyen: nausea (usualmente en los primeros tres meses), cambios en la pigmentación de la piel, sangrado ligero entre periodos menstruales (usualmente esto desaparece dentro de los primeros tres meses), y senos adoloridos. Ninguno de los tres, las píldoras, parches o las inyecciones protegen en contra de las enfermedades transmitidas a través del sexo. A algunas mujeres no les gusta la idea de usar inyecciones.

- Usted no debe usar Píldoras Anticonceptivas, Parches, o Inyecciones mensuales si usted:
- Tiene 35 años de edad o más y fuma;
- Tiene historia de coágulos en las piernas o pulmones o ha tenido un ataque al corazón;
- Tiene historia de enfermedades del hígado, presión alta o diabetes;
- Toma otras medicinas que no pueden ser tomadas junto con las Píldoras anticonceptivas (consulte a su médico)
- Piensa que quizás esté embarazada.

Note: *Pastillas anticonceptivas (mini-píldora) están disponibles con Progesterona solamente (no Estrógeno) y pueden ser usadas mientras da pecho a su bebe (consulte a su médico).*

Preservativo o Condon Femenino

¿Cómo Funciona?: Este es la version femenina del condón masculino. Está hecho de hule látex y se coloca dentro de la vagina antes del acto sexual. Se introduce como el diafragma y proteje en contra de enfermedades de transmisión sexual como el SIDA. También evita el embarazo si se usa apropiadamente.

Ventajas: Similares a las del condón masculino.

Desventajas: Debe practicarse su uso correcto. Puede disminuir la sensibilidad durante el acto sexual. Requiere de una pareja motivada a usarlo antes de cada relación sexual.

Preservativo o Condon

¿Cómo Funciona?: Recubre el pene erecto antes de la relación sexual para atrapar el semen eyaculado e impedir su penetración en la vagina.

Ventajas: Puede comprarse sin receta en cualquier farmacia. No existen efectos colaterales serios. Tiene una efectividad del 85-97%. Son fáciles de usar. Su colocación puede formar parte del acto sexual. Ofrece proteccíon en contra de las enfermedades de transmisión sexual, e infecciones vaginales comunes.

Desventajas: Debe retirarse inmediatamente después de la eyaculación para impedir que salga el semen al disminuir la erección. Puede romperse o salirse durante la actividad sexual vigorosa. Puede disminuir la sensibilidad. En personas alérgicas al hule látex produce reacciones locales. La pareja necesita de motivación para usarse cada vez que haya relaciones sexuales.

Inyección Anticonceptiva (Depo-Provera)

¿Cómo Funciona?: La inyección anticonceptiva es una substancia química inyectable similar a la hormona progesterona. Esta hormona previene la maduración del óvulo. Si un óvulo no madura, no será liberado por el ovario y no habrá fertilización por el espermatozoide. Esta hormona también produce cambios en el endometrio (la capa interna de la matriz) que hacen menos probable que ocurra el embarazo.

Ventajas: La inyección anticonceptiva es efectiva en un 99% si se inyecta cada 3 meses. Es muy conveniente porque Ud. no tiene que recordar que necesita una dosis todos los días, no se expulsa del cuerpo y es reversible. La mayoría de las mujeres que quieren embarazarse lo hacen de 12-18 meses después de la última inyección. La inyección anticonceptiva puede también usarse durante la lactancia.

Desventajas: La inyección anticonceptiva debe administrarse cada 3 meses para que sea efectiva. La mayor desventaja de este método es el sangrado menstrual irregular, especialmente durante los primeros meses. Algunas mujeres también tendrán aumento de peso, dolores de cabeza, nerviosismo, dolor de estómago, mareos, debilidad, fatiga y disminución de la libido

Condiciones en las que no debe usarse Inyección anticonceptiva:

- Si cree que está embarazada
- Si tiene cáncer del seno
- Si ha tenido enfermedad del hígado
- Si ha tenido coágulos en las venas de las piernas
- Si tiene sangrado vaginal sin conocer la causa
- Si ha tenido un accidente cerebrovascular
- Si tiene alergia al Inyección anticonceptiva.

Diafragma

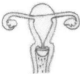

¿Cómo Funciona?: El diafragma cubre el cérvix o cuello de la matriz. Funciona como una barrera que impide el paso del espermatozoide hacia el interior de la matriz. La jalea espermicida mata los espermatozoides al entrar en contacto con ellos.

Ventajas: El diafragma tiene un 94% de efectividad si se usa correcta y consistentemente. Es barato y no tiene que tomar medicinas. Puede introducirse en la vagina antes de la relación sexual o como parte del cortejo sexual. La jalea espermicida que se usa junto con el diafragma mata al virus del SIDA. El diafragma disminuye (pero no elimina) la probabilidad de contagio con enfermedades de transmisión sexual.

Desventajas: Sólo es efectivo si se usa continua y correctamente. Debe dejarse en su lugar por 6-8 horas después de la relación sexual. Al extraerse debe lavarse con agua y jabón, secarse y talquearse antes de guardar. Debe usarse un diafragma del tamaño que le indica su médico después de ser examinada. Debe usarse un diafragma nuevo cada año.

Essure Método Anticonceptivo Permanente sin Cirugía

¿Cómo Funciona?: Suaves y flexibles espirales llamados "micro-inserts" son puestos en cada trompa de Falopio. Estos espirales no contienen hormonas. Toma tres meses para·su cuerpo y los espirales formen una barrera de tejido para prevenir el embarazo. Un tipo de radiografía llamada (HSG) Uterosalpingografía o histerosalpingografía deberá ser completada después de los tres meses, para asegurarse que las trompas están completamente bloqueadas.

Ventajas: No existen efectos en las hormonas, menstruación o actividad sexual. Este método ofrece una efectividad del 99.8%. No es necesario hacer ningún tipo de corte en el cuerpo. El tiempo de recuperación es rápido, la mayoría de las mujeres·regresan a sus actividades diarias en un periodo de 1- 2 días. No requiere anestesia

Desventajas: Este procedimiento debe de ser considerado permanente y no reversible. Debe usarse otra forma de anticonceptivo hasta por tres meses que la radiografía HSG enseñe que las trompas están completamente bloqueadas.

Espuma, Crema, Gel y Supositorios Anticonceptivos

¿Cómo Funciona?: Introducidos dentro de la vagina antes de comenzar la relación sexual, ellos impiden la entrada al útero y su contenido químico inmoviliza los espermas.

Ventajas: Pueden ser comprados sin receta medica. No existen efectos secundarios dañinos. Son fáciles de usar. La inserción puede ser incorporada como parte del acto sexual y son aproximadamente entre 80-95% efectivos. Cuando la espuma y el condón se usan juntos ellos son casi 99% efectivos.

Desventajas: Los supositorios requieren tiempo para disolverse y pueden producir una sensación de calor. La pareja debe estar motivada a usarlo cada vez que tengan relaciones sexuales. Ocasionalmente producen reacciones alérgicas en el área aplicada.

Dispositivo Intrauterino (DIU) / Dispositivo Intrauterino Liberador de Progestina (IUD por sus siglas en ingles)

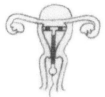

¿Cómo Funciona?: No se conoce la manera exacta como trabaja el DIU. Quizá afecta la movilidad de los espermatozoides, el óvulo, la fertilización o la implantación. El IUS, aprobado por la Administración de Medicinas y Alimentos en el 2000, trabaja de la misma manera que el DIU y además libera una hormona que es usada también en las píldoras anticonceptivas de esta manera previene la liberación del óvulo. El IUS no tiene el estrógeno que las píldoras anticonceptivas contienen, de esta manera se evitan los efectos secundarios del estrógeno.

Ventajas: El DIU/IUS es aproximadamente 98-99% efectivo. El DIU/IUS es conveniente y permite una completa espontaneidad al tener relaciones sexuales sin tener que usar un aparato o recordar el tomar una píldora. El DIU/IUS puede ser retirado si usted desea un embarazo. Se recomienda que el DIU/IUS sea retirado después de varios años de uso y que los hilos sean palpados mensualmente. Las mujeres que usan el Dispositivo Intrauterino Liberador de Progestina quizá tengan periodos menstruales livianos o no tengan periodos menstruales.

Desventajas: Las mujeres que tengan más de una pareja sexual tienen un riesgo más alto de contraer enfermedades transmitidas a través del sexo, SIDA e infecciones pélvicas. Las mujeres que usan el DIU/IUS son propensas a desarrollar una infección pélvica si tienen más de un compañero sexual. El riesgo de desarrollar infecciones pélvicas es más alto los primeros 21 días después de la inserción del dispositivo. Después de los primeros 21 días el riesgo de desarrollar infecciones pélvicas es igual para mujeres con dispositivo o sin dispositivo. Las infecciones pélvicas severas pueden causar infertilidad. Algunas mujeres tienen periodos menstruales más abundantes cuando usan el dispositivo de cobre y otras desarrollan cólicos durante su periodo. Las mujeres que usan el dispositivo que libera progestina pueden tener sangrados ligeros entre sus periodos.

El DIU no es recomendado a mujeres con estas condiciones:
- Mujeres que piensen que están embarazadas;
- Mujeres con historias clínicas de enfermedades inflamatorias pélvicas o enfermedades transmitidas a través del sexo como: Clamidia y Gonorrea. Dentro de 3 meses antes de la inserción o introducción.

El IUS no es recomendado a:
- Mujeres con historias de enfermedades transmitidas a través del sexo, las recomendaciones son similares a las del DIU;
- Mujeres que piensen que están embarazadas;
- Mujeres que hayan tenido sangrado vaginal sin causa conocida; embolia cerebral; coágulos en sus piernas; enfermedades del hígado o cáncer del seno.

Metodo Anticonceptivo Natural

¿Cómo Funciona?: Consiste en la abstinencia sexual durante la ovulación (el período más fértil de la mujer), por medio de la observación del moco cervical, la temperatura basal y el ciclo menstrual.

Ventajas: No se usan medicamentos o artificios. No existen efectos colaterales físicos. Los dos miembros de la pareja participan juntos en la prevención del embarazo. Su efectividad es de un 65-85%.

Desventajas: El método requiere de entrenamiento, observaciones, e interpretaciones para que sea efectivo. La pareja debe de abstenerse de la relación sexual en los días fértiles. Las enfemedades, infecciones y la fiebre pueden afectar dichas observaciones.

Ligadura o Electrofulgura de las Trompas (para las mujeres)

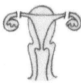

¿Cómo Funciona?: Las trompas de falopio son ligadas y cortadas, o coaguladas con corriente eléctrica para evitar el paso del óvulo y su fecundación por el espermatozoide.

Ventajas: No existe acción hormonal, menstruaciones alteradas o interferencia con la actividad sexual. No existe la preocupación por el embarazo o por usar métodos locales. Este método tiene una   efectividad del 99%.

Disadvantages: El procedimiento debe considerarse permanente y no reversible en la mayoría de los casos. Existen riesgos quirúrgicos como aquellos de la anestesia general, infección, sangrado y otros.

Anillo Vaginal

¿Cómo Funciona?: Este anillo flexible de plástico, aprobado por la Administración de Medicinas y Alimentos en 2001, contiene estrógeno y progesterona, parecido al de las píldoras anticonceptivas, pero en cantidades menores. El anillo previene la liberación del óvulo desde el ovario. La mujer debe introducir el anillo en la vagina tres semanas del mes. Un anillo nuevo debe ser usado cada mes.

Ventajas: Los anillos vaginales son 98% efectivos cuando son usados como se indican. Un anillo es introducido en la vagina cada mes y retirado por una semana para dar paso al periodo. Permite una completa espontaneidad al tener relaciones sexuales sin tener que usar un aparato o recordar tomar una píldora. Usualmente la pareja no siente el anillo durante las relaciones sexuales. El anillo puede ser retirado por un promedio de 3 horas.

Desventajas: Algunas mujeres aun vírgenes no se sienten bien con la idea de introducir el anillo vaginal. La mujer necesita aprender a introducir y retirar el anillo vaginal. Las mujeres pueden notar un incremento en el desecho vaginal. El anillo vaginal tiene las mismas hormonas que las píldoras anticonceptivas, por eso los efectos secundarios son los mismos (lea: Pastillas Anticonceptivas).

Anillo Vaginal (continuación)

Usted no debe usar el anillo vaginal si usted:
• Piensa que puede estar embarazada;

• Es mayor de 35 años y fuma cigarrillos;

• Tiene una historia de haber tenido coágulos en las piernas o los pulmones o ha sufrido un ataque al corazón;

• Tiene una emfermedad del hígado, presión arterial alta o diabetes;

• Toma medicinas que no pueden ser consumidas al mismo tiempo que estas hormonas (consulte a su médico).

La Vasectomia (para los hombres)

¿Cómo Funciona?: Los conductos deferentes se ligan y se cortan para impedir el paso de los espermatozoides hacia el semen. Los espermatozoides se absorben por el cuerpo.

Ventajas: Al igual que la ligadura de las trompas, tiene una efectividad del 99%. Es un procedimiento de cirugía menor que se puede realizar en el consultorio, bajo anestesia local.

Desventajas: El procedimiento es permanente y por lo general, no reversible. Existen riesgos de infección y sangrado como en cualquier cirugía. Las cuentas de espermatozoides no son negativas inmedíatamente, de modo que tiene Ud. que usar un método anticonceptivo hasta que lo sean.

El Exámen Médico
Después del Parto

Haga cita con su médico 5-6 semanas después del parto. Su examen debe de incluir lo siguiente:

- Presión arterial para verificar que no se encuentre elevada. Por lo general, la presión es normal aún si estuvo elevada durante el embarazo. Después del embarazo el volumen sanguíneo regresa a los niveles normales, por que ya no se necesita más sangre para nutrir al bebé y la placenta.

- Se puede realizar una prueba de sangre para asegurar que no tenga anemia.

- Se realiza una palpación de las mamas (senos) para revisar que no existan tumoraciones o problemas con el pezón. Si está dando el pecho sus senos pueden sentirse congestionados. Pida que se le enseñe a realizar la palpación de los senos.

- Se le realiza un examen vaginal para revisar el sangrado, la cicatrización de los tejidos y el tono muscular. Si es necesario se le hace el papanicolaou.

- Se hace tacto vaginal para revisar el tamaño y forma de la matriz. A las 6 semanas el útero debe ser ya de tamaño normal o ligeramente agrandado, y sus paredes gruesas y de consistencia dura.

- Se realiza la palpación abdominal para revisar el tono muscular.

- Se le sugiere algún método anticonceptivo para evitar que se embarace pronto. Desgraciadamente Ud. puede quedar embarazada cuando ovula por primera vez (antes de que se presente la primera regla). El primer período menstrual puede ocurrir de 6-8 semanas después del parto. Si dá pecho ocurrirá después. Puede esperar un aumento del flujo mentsrual.

- Es importante platicar sobre sus emociones y su nuevo papel como mamá. También de sus relaciones con los demás.

"La depresióndespues del parto" no es broma. Si se encuentra deprimida o no puede arreglarselas con el cambio de vida, despues del nacimiento del bebe, discuta estas preocupaciones con su obstetra y busque ayuda inmediatamente.

Preguntas sobre la visita después del parto (post-parto)
En su revisión médica después del parto, debe aprovecharse para preguntar acerca de: ejercicios, regreso al trabajo, su salud, la salud de su bebé o cualquier cosa que le preocupe o que no comprenda.

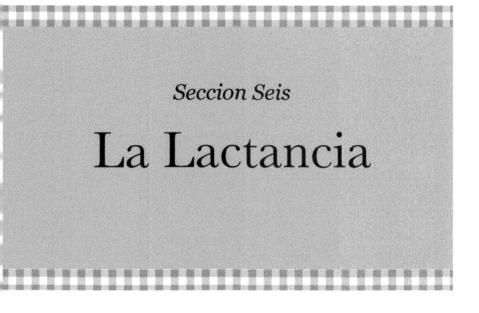

Seccion Seis

La Lactancia

La Lactancia

La Academia Americana de Pediatras, la Organización Mundial de la Salud/UNICEF y la Cirujana General recomiendan dar pecho. La mujer sana produce leche que satisface perfectamente las necesidades del bebé. Esta puede variar día a día en su contenido de proteínas, carbohidratos y grasas. No obstante, es el alimento completo más indicado para su recién nacido.

Algunas mujeres experimentan dificultades al dar pecho, quizá por la falta de confianza, o por falta de información acerca de la técnica. Es importante que conozca la lactancia y sus pormenores para poder alimentar efectivamente a su bebé. Es importante conocer los problemas que se pudieran presentar para poder solucionarlos adecuadamente.

Cambios en sus Senos Durante el Embarazo

Mientras está embarazada, sus senos se preparan para producir la leche que necesitará su bebé. La leche se produce en los acinos glandulares dentro del seno. Los acinos glandulares crecen y se multiplican durante el embarazo y esto hace que sus senos aumenten de tamaño y consistencia. El área alrededor de los pezones, la aréola, se obscurece y se agranda. Aparecen ciertos nódulos en la aréola, y a estos se les llama tubérculos de Montgomery.

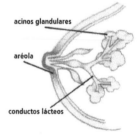

acinos glandulares

aréola

conductos lácteos

El tamaño y forma de sus senos no afectará la lactancia.

Al final del embarazo notará la salida de un líquido amarillento por los pezones. Este líquido se llama calostro y puede salir antes del parto. También es normal no tener calostro sino hasta después que nace el bebé.

Brassieres para el Embarazo y la Lactancia

Se ha demostrado que no existe gran cambio en el tamaño de sus senos durante la lactancia. Es importante usar un soporte adecuado durante el embarazo y la lactancia. De no hacerlo sus senos pueden tornarse flojos. Esta falta de soporte, y no la lactancia, es la que hace que sus senos pierdan su consistencia y su firmeza.

Los brassieres de la lactancia tienen copas especiales que se abren por enfrente para poder dar el pecho. Debe comprar el brassiere en los últimos meses del embarazo. No adquiera uno con orillas de plástico en las copas ya que estos retienen humedad y pueden contribuir a la infección. (Si el brassiere que le gusta tiene orillas de plástico puede recortarlas antes de usarlo.) Es bueno comprar un brassiere con tirantes extensibles para acomodar el aumento de tamaño cuando aparece la leche.

Antes de comprar los brassieres de la lactancia, pruebe varios tipos, y desabroche y abroche las copas con una mano. Encuentre un brassiere que sea tanto cómodo como práctico.

Preparacion de sus Senos

Existen muchas técnicas para evitar los senos adoloridos. Algunas de estas técnicas se han estudiado recientemente y han resultado inefectivas y potencialmente peligrosas durante el embarazo.

- El masaje del pezón: Produce erección del pezón, pero tambíen produce trabajo de parto prematuro. Las contracciónes pueden ser tetánicas (intensas y prolongadas).

- El masaje con una toalla: Diseñado para "endurecer" los pezones puede dañar la piel sensible y no disminuye la irritación. También puede producir contracciones.

- El masaje de los senos: Se realiza para mantener abiertos los conductos lácteos e impedir que se congestionen. No se ha demostrado que esto funcione durante el embarazo. Durante la lactancia el masaje de un conducto tapado ayuda a destaparlo.

- Para el dolor de los pezones puede utilizar crema o loción, aunque existen dudas acerca de su efectividad.

Le sugerimos que se familiarice con los cambios que ocurren en sus pechos. Continúe realizandose un autoexamen del seno cada mes, y note Ud. la diferencia en el aumento de las glándulas durante el embarazo. Recuerde lavar bién sus manos antes de tocar sus senos.

Recuerde:

- Lave sus senos. Use una toalla durante el baño. No use jabón para evitar la resequedad.

- Use un brassiere limpio. Las almohadillas pueden usarse si escurre leche por los pezones.

El Calostro

Si todavía no le ha salido calostro, o "primera leche", de sus pechos antes del parto, lo notará poco después de nacido el bebé. Es un líquido especial que sirve de alimento a su bebé durante los primeros días. El calostro proteje a su bebé de varias enfermedades por su contenido de anticuerpos. El calostro es rico en proteínas y también actúa como laxante, el cual ayuda a su bebe ha evacuar o hacer del baño y ayuda a prevenir la icteria (el color amarillento de la piel del bebé). No sale en igual cantidad que la leche pero es un alimento bueno y suficiente para su bebé.

La Produccion de la Leche

La producción de leche comienza a raíz de cambios hormonales que suceden al salir la placenta. La succión del bebé en el pezón hace que se produzcan otras hormonas que liberan la leche de los senos. Para poder producir una buena cantidad de leche la madre requiere estar relajada. La tensión puede causar alteraciones hormonales y disminuir la producción de leche. Es necesario dar el pecho en un ambiente de calma, sola, o con aquellos con quién Ud. se sienta cómoda.

Aunque la relajación es muy importante en la producción de leche, el reposo y la buena nutrición también lo son. La fatiga puede disminuir la cantidad de leche producida.

Factores que Afectan la Produccion de la Leche

Su dieta afecta directamente la cantidad de leche que Ud. puede producir. Necesita las mismas comidas balanceadas que ingirió durante su embarazo. Necesita aumentar sus proteínas y carbohidratos unas 400-500 calorías diarias. Los líquidos son también muy importantes en la producción de leche y su cuerpo los requerirá en abundancia. Tome aproximadamente de 10-12 vasos de líquido diarios con 8 oz (250 ml) cada uno. Consulte la sección de dietas durante la lactancia en el capítulo "Nutrición Durante el Embarazo" (Página 8).

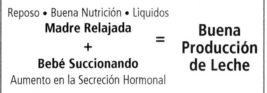

Reposo • Buena Nutrición • Liquidos

Madre Relajada
+
Bebé Succionando
Aumento en la Secreción Hormonal

= **Buena Producción de Leche**

Un BuenComienzo

La posición de su bebé forma parte de la buena técnica al dar el pecho. Lave sus manos antes de comenzar y colóquese en una posición cómoda. Si sostiene a su bebé como se muestra en la figura (ver la figura 1), coloque una almohada sobre sus muslos para apoyar al bebé, y otra bajo el brazo y en su espalda. Si se encuentra sentada sobre la cama, doble sus rodillas. Estará más cómoda sentada en un sillón con las piernas estiradas sobre otra silla.

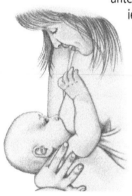

Si su bebé está dormido ayuda quitarle un poco de ropa para despertarlo. Coloque al bebé a un lado para que su brazito inferior rodeé su cintura y para que quede enfrente de Ud. Su cara debe quedar enfrente de sus pezones, su cabeza descansa sobre el antebrazo (Figura 1).

Fig. 1   Con su mano libre sostenga su seno con cuatro dedos por debajo y el pulgar por encima, sin tocar la aréola (círculo obscuro alrededor del pezón). (Figura 2.)

No sostenga el pezón entre los dedos como se muestra en la figura 3, porque impedirá al bebé la succión adecuada.

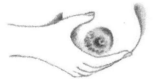

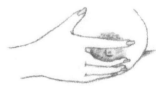

Fig. 2	Fig. 3
Forma Correcta	**Forma Incorrecta**

Frote suavemente el labio inferior de su bebé con su pezón; ésto le indicará a su bebé que abra la boca. ¡SEA PACIENTE! Cuando tenga bien abierta la boca acerque su cara rápidamente hasta que su nariz toque el seno (Figura 4). Intente introducir gran parte de la aréola (círculo obscuro que rodea el pezón) dentro de la boca del bebé. Esto hace más efectiva la succión. Asegúrese que el bebé respira sin obstrucción. Acerque más el trasero del bebé para que la nariz esté descubierta. ¡ESCUCHE! Debe oír la respiración de su bebé por la nariz. NO presione con el dedo pulgar. Esto hace que el pezón apunte hacia arriba y produce una ulceración por fricción en su parte superior.

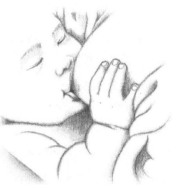

Fig. 4

Ud. sentirá que le jalan el pezón pero no debe sentir dolor. Si siente ardor o dolor cuando el bebé succiona introduzca su dedo a un lado de la boca del bebé, entre las encías, para eliminar la succión y retirar su cara del seno. Después vuélvase a intentar. No se desilusione. Muchas madres nuevas intentan de 5-10 veces antes de lograr una técnica correcta. Si continúa el dolor pida ayuda para lograr la posición correcta. No espere hasta que sus pezones se ulceren o se fisuren.

¿Cuanto Tiempo Debo Alimentar al Bebé?
El bebé le dirá cuando está satisfecho. La mayoría de los recién nacidos se alimentarán por períodos de 10 minutos antes de quedarse dormidos. Cuando esto sucede Ud. puede introducir el dedo, romper la succión y retirar al bebé.

Ud. y su bebé pueden entonces cambiar la posición, ahora debe alimentar a su bebé con el otro pecho hasta que quede satisfecho y duerma de nuevo. SIEMPRE use su dedo para romper la succión cuando lo aparte del seno. Esto evita que el bebé muerda el pezón para sostenerse.

¿Con Qué Frecuencia Tengo Que Alimentarlo?
Mientras más crece su bebé, más tiempo se alimentará. Pero Ud. no tendrá que alimentarlo con tanta frecuencia. Debido a que la leche materna es muy digerible, los lactantes necesitan alimentarse cada 1 1/2 - 3 horas de día y de noche (8-12 veces en 24 horas). Use las mismas técnicas de posición.

Salida de Leche por el Pezón Contrario
Cuando el bebé se alimenta de un lado, Ud. pudiera notar que le sale leche por el pezón contrario. Esto es bueno porque indica que tiene Ud. suficiente leche para darle. La leche materna madura es muy blanca, casi azulada. Esto es normal y le dará una nutrición adecuada a su bebé. También notará salida de leche cuando se aproxima el tiempo de darle de comer a su bebé, o cuando su bebé llora. Estas son señas de que existe buena producción de leche. Mientras da el pecho su bebé succionará y tragará la leche. Cuando hace esto produce un ruido como "suspiro". Esto indica que su leche le está llegando adecuadamente.

¿ Como sé si Mi Bebe Recibe Suficiente Cantidad de Leche?

Ud. sabrá si su bebé recibe suficiente cantidad de leche si moja por lo menos 8 pañales diarios y obra por lo menos una vez. Las heces son de color negro-verdoso durante la primera semana, y se tornan verde amarillento después, hasta volverse amarillas. Su pediátra debe vigilar el peso de su bebé. Un aumento normal indica que su bebé se alimenta bien.

Problemas con la Lactancia

Congestión o ingurgitación de los senos: Esto puede ocurrir si no alimenta a su bebé lo suficiente. Puede aliviar este problema dando el pecho más frecuentemente. Coloque toallas calientes sobre los senos justo antes de dar el pecho. Ud. puede tomar el acetaminofén (Tylenol, Panadol) si lo necesita, y es recomendado por su médico. El masaje de los senos mientras da el pecho ayuda a vaciar las glándulas y descongestionar sus senos.

Si sus senos están muy llenos y tensos, puede ser necesario ablandar la aréola a mano para que su bebé pueda succionar adecuadamente. No succione toda su leche con bombas de succión. Es mejor dejar que el bebé controle su producción de leche.

Pezones adoloridos: Esto puede impedirse si encuentra una buena posición para el bebé en el seno. Si los pezones están adoloridos al succionar el bebé, aparte al bebé y encuentre otra posición. No empuje o jale la parte superior de sus senos para descubrir la nariz del bebé. Esto jala el seno y el bebé entonces tendrá que succionar con más fuerza, y esto le sacará ampollas en el pezón. Si Ud. siente que el bebé no puede respirar acerque más el trasero del bebé a su cuerpo. Utilice el pecho menos adolorido al principio. Pida ayuda antes de que dañe sus pezones.

Después de cada alimentación deje que que el aire seque completamente sus senos (10-15 minutos).

Las almohadillas y los brassieres sin plástico o poliester ayudan a protejer los pezones. Siempre rompa la succión del bebé con el dedo antes de apartar a su bebé del seno.

Si su bebé tiene problemas con el algodoncillo (crecimiento de monilia o cándida llamado "thrush" en inglés) en la boca, aplique tratamiento para esto también sobre sus pezones para no transmitir la infección.

Infecciones en los Senos - Mastitis

A veces las glándulas y conductos se obstruyen y causan acumulación de leche que luego se infecta. Ud. notará un área endurecida cerca de la axila. Ayuda el masaje y el calor local para poder destapar los conductos obstruidos. Si ocurre enrojecimiento, dolor u ocurre fiebre puede significar mastitis. Acuda inmediatamente con el médico para recibir tratamiento. En la mayoría de los casos Ud. puede continuar dando el pecho a su bebé.

Extraccion de la Leche Materna

Puede ser necesario exprimir o bombear la leche de sus senos para guardarla y darla a su bebé posteriormente. Esto puede suceder cuando el bebé no está con Ud. temporalmente; de modo que Ud. necesita vaciar sus senos para poder seguir produciendo leche. La leche que extrae de sus senos se conserva sólo por 48 horas si es refrigerada. Si es congelada se conserva hasta por 8 semanas. Nunca mezcle la leche recién extraída con leche más antigua. Marque bien sus botellas con la fecha en la que se extrajo.

Expresión Manual:

- Lave bien sus manos. Use una botella de plástico o vidrio esterilizado.
- Coloque su dedo pulgar en la parte superior del seno, justo por detrás de la aréola. Apoye el seno levantándolo con la mano (Figura 1).
- Suavemente comprima entre el dedo pulgar y el resto de los dedos, a la vez que empuja contra el tórax. NO JALE hacia afuera como "ordeñando una vaca" (Figura 2).

Fig. 1 **Fig. 2**
Forma Correcta **Forma Incorrecta**

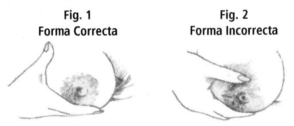

- Rote su dedo pulgar y el resto de los dedos alrededor de la aréola, empujando hacia atrás en cada área. Esto comprimirá todos los conductos lácteos.
- El cono o embudo atornillado a la botella hace más fácil la colección de leche a mano. También funciona una taza ancha o recipiente de plástico para después vaciarlo en la botella.

Expresión por medio de Bomba de Leche:

- Lave bien sus manos. Asegúrese que la bomba se encuentre bien limpia.
- Coloque la apertura de la bomba sobre el seno, asegurándose de que selle bien de todos lados.
- Lea bien las instrucciones de uso.
- Después de usar, lávese bien con agua y jabón. Enjuáguese con agua en abundancia.
- Recuerde que Ud. nunca podrá sacar la misma cantidad de leche que saca el bebé cuando succiona.

Si necesita leche para almacenar puede extraerla entre sesiones de amamantar. Puede ser necesario hacerlo varias veces para obtener suficiente leche.

Si no descansa bien durante la noche los primeros meses, puede pedirle a alguien que alimente a su bebé algunas veces durante la noche. La botella de fórmula o leche que ha extraído y almacenado antes, pueden darse ocasionalmente para que pueda descansar y aumentar su producción de leche. Esto no debe hacerse frecuentemente o su producción de leche disminuirá. A mayor cantidad de formula para su bebé, menor cantidad de leche que usted producirá. Para evitar confundir al bebé con el pecho y la botella, evite dar botella hasta que la lactancia está ya bien establecida (3-4 semanas).

Acerca de Amamantar a su Bebe en Publico

Es más cómodo hacerlo si Ud…

• Usa conjuntos de dos piezas en vez de vestidos. Use camisas o blusas que se pueden subir de la cintura para poder alimentar a su bebé y dejar que el bebé cubra las partes expuestas. Si su blusa tiene botones en el frente, desabróchela desde abajo en vez de arriba. Existen blusas especiales para la lactancia con secciones que se abren para poder dar el pecho.

• Puede colocar cierres o broches de velcro bajo el busto para sostener su blusa mientras da el pecho.

• Use colores ligeros y tela con patrones de colores durante las primeras semanas para evitar que se vean las manchas.

• Coloque una gorrita en la cabeza de su bebé para cubrirse mejor al dar el pecho.

Dar pecho al bebe se vuelve
mas comodo cuando se practica.

A veces es más difícil comenzar y terminar de amamantar sin atraer la atención que cuando ya se encuentra amamantando. Ud. puede comenzar a alimentar a su bebé sola y luego estar con familiares o amigos.

Use ropa holgada. Un pañal o cobertor le ayudarán también para cubrir las áreas expuestas.

En las tiendas de departamento puede dar el pecho en los vestidores. En los restaurantes es preferible sentarse en las áreas divididas o seclúidas. Su automóvil estacionado es un lugar apropiado si el clima lo permite. Ud. podrá en la mayoría de los casos, encontrar un buén lugar para amamantar a su bebé. Trate de no utilizar los baños públicos, a menos que exista un lugar separado, como una sala de descanso con sillas.

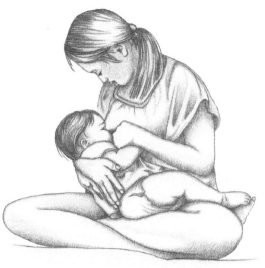

Se sentirá más cómoda cuando tenga más práctica. Es mejor practicar en casa antes de salir a la calle, para poder hacerlo mejor.

Glosario

AFP, MSAFP (Alpha Feto Protein); Alfa Fetoproteína: Proteína fetal que se puede medir en la sangre materna, y sirve para detectar ciertas anomalías fetales.

Afterbirth; Placenta y Membranas Fetales: Tejido membranoso que sale después del nacimiento del bebé.

Afterpains; Entuertos: Dolores parecidos a una contracción que se sienten a veces después del nacimiento del bebé, o cuando da el pecho.

Amniocentesis; Amnioscentesis: Es la extracción de un poco de líquido amniótico por medio de una aguja a travez del abdomen para su análisis.

Amniotic Fluid; Líquido Amniótico: Líquido parecido al agua que rodea al bebé dentro del saco amniótico, y le sirve de protección.

Amniotic Sac; Saco Amniótico: Membrana o tejido que rodea al bebé y contiene el líquido amniótico. También se le llama "Bolsa de las Aguas", o "Fuente".

Anemia; Anemia: Una deficiencia de sangre cualitativa o cuantitativa en el cuerpo.

Antepartum; Anteparto: El período del embarazo desde la fertilización hasta el parto.

Antibody; Anticuerpo: Una proteína producida en el cuerpo que nos ayuda a combatir las infecciones atacando a los microbios.

Areola; Aréola: El círculo obscuro que rodea el pezón en la mama o seno.

Bladder; Vejiga: Una bolsa en el cuerpo que guarda la orina que viene del riñón.

Braxton-Hicks Contractions; Contracciones de Braxton-Hicks: (Véase "False Labor").

Breech; Las Nalgas: Se refiere a la presentación pélvica, o cuando el bebé viene con las piernas o nalgas hacia abajo, listas para salir primero en el parto.

Catheter; Sonda o Catéter: Se refiere a la sonda urinaria que se introduce en la vejiga para vaciarla de orina.

Centimeters; Centímetros: La unidad de medida que se usa para describir la dilatación del cérvix o cuello de la matriz. El bebé nace después de que la dilatación llega a 10 centímetros.

Cervical os; Agujero Cervical: Es la apertura del cuello de la matriz que tiene que abrirse 10 centímetros para que nazca el bebé.

Cervix; Cérvix o Cuello de la Matriz: La parte inferior de la matriz que desemboca en la vagina.

Chromosomes; Cromosomas: Son estructuras localizadas en el núcleo de las células y contienen los genes que se heredan de padres a hijos.

Coccyx; Cóccix: El cóccix es la punta inferior de la columna vertebral y parece "una cola" que se curvea hacia adelante.

Colostrum; Calostro: El calostro se produce por la glándula mamaria durante el embarazo y poco después del parto antes de que es substituído por la leche. Es una substancia rica en proteínas y anticuerpos que proteje al bebé de algunas infecciones.

"Complete, or Fully (Dilated)": Dilatación Completa: Es un término que se utiliza para describir la dilatación completa (10 cm) del cérvix o cuello de la matriz. Es entonces cuando el bebé está listo para pasar a través del mismo.

Conception; Concepción o Fertilización: Es la unión del espermatozoide con el óvulo resultando en una nueva vida.

Contractions: Contracciones, "Los Dolores": Endurecimiento y acortamiento de los músculos de la matriz durante el trabajo de parto, resultando en la dilatación y borramiento (adelgazamiento) del cérvix. Las contracciones contribuyen al descenso del bebé por el canal del parto.

Crowning: "Coronando": Cuando la cabeza o la presentación del bebé aparece en el introito (apertura) vaginal durante la segunda etapa del trabajo de parto.
Dilatatation; Dilatación: La apertura gradual del cuello de la matriz o cérvix para permitir el paso del bebé.

Doppler; Estetoscopio Fetal Doppler: Un instrumento que utiliza ondas sonoras para escuchar el corazón del bebé.

EDC; FPP: EDC en inglés quiere decir "estimated date of confinement", en español se usa FPP o fecha probable del parto.

Edema: Acumulación anormal de fluidos en los espacios intercelulares del cuerpo (cara, manos, piernas y pies).

Effacement; Borramiento: Es el adelgazamiento y acortamiento del cuello de la matriz que ocurre junto con la dilatación.

Embryo; Embrión: El nombre científico del bebé durante la segunda a la octava semana dentro de la matriz.

Engagement; Encajamiento: Cuando la presentación fetal desciende a través del estrecho superior de la pelvis, de modo que no se puede desplazar hacia los lados cuando se palpa a través del abdomen. La madre suele sentir que la matriz "desciende" o se hace más chica cuando sucede esto. Puede ocurrir 2-4 semanas antes del trabajo de parto.

Engorgement; Ingurgitación: Llenura de los senos debido a producción de leche. Pueden sentirlo las madres en la lactancia o aquellas que no están dando el pecho.

Epidural; Bloqueo Epidural: Un tipo de anestesia que se usa durante el trabajo de parto y que consiste en colocar un pequeño tubo de plástico en el espacio epidural. Esto hace que "se duerma" el cuerpo del ombligo hacia abajo y quita el dolor de las contracciones. No es lo mismo que "la raquea".

Episiotomy; Episiotomía: Una incisión que se realiza en el periné antes del parto para abrir el introito (apertura de la vagina) y facilitar la salida del bebé. Este procedimiento la proteje de desgarros grandes e irregulares.

Fallopian Tubes; Trompas de Falopio: Los tubos o conductos que salen a ambos lados del útero o matriz hacia los ovarios. Después de la ovulación el óvulo se dirige hacia la matriz por las trompas de Falopio.

False Labor (Braxton-Hick's Contractions); Contracciones de Braxton-Hicks o de Falso Trabajo de Parto: Son contracciónes uterinas regulares o irregulares, sin dolor o dolorosas. Pueden ser interpretadas como contracciones de trabajo de parto verdadero, pero por lo general no producen dilatación o borramiento del cuello de la matriz.

Fertilization; Fertilización: Fusión o unión del espermatozoide con el óvulo dentro de la trompa de Falopio. También llamada "concepción".

Fetal Alcohol Syndrome; Síndrome Fetal por el Alcohol: Las deformidades y los defectos que resultan en el bebé, a partir de la ingesta de alcohol por la madre, durante el embarazo.

Fetal Heart Tones (FHT); Latido Cardíaco Fetal: Los latidos cardíacos fetales que se escuchan con un aparato a través del abdomen materno.

Fetus; Feto: El término científico con el se describe a su bebé, dentro de la matriz, desde los 3 meses hasta la hora del parto.

Forceps; Forceps: Instrumentos de metal que se usan ocasionalmente para ayudar en el parto del bebé.

Fundus; Fondo Uterino: La porción superior de la matriz o útero.

Gravid; Grávida: Embarazada.

Gestation; Gestación: Embarazo.

Hematocrit; Hematocrito: El porcentaje de glóbulos rojos en la sangre. Se usa para medir la presencia de anemia.

Hemoglobin; Hemoglobina: La molécula de la sangre que sirve para acarrear el oxígeno.

Hyperventilation; Hiperventilación: Respiración profunda y rápida que sucede en estados extremos de ansiedad o tensión emocional.

Implantation; Implantación: Fijación del óvulo fecundado en la mucosa uterina.

Involution; Involución Uterina: Disminución de tamaño de la matriz después de que sale la placenta hasta llegar al tamaño normal. Este proceso dura aproximádamente 6 semanas.

Labia; Labios: Pliegues externos que rodean el introito o apertura de la vagina.

Lightening; Encajaminento y Descenso: Descenso del bebé hasta que la presentación ha atravesado el estrecho superior de la pelvis materna.

Lochia; Loquios: Flujo vaginal que ocurre después del parto y que continúa en menor grado durante 4-6 semanas después del nacimiento del bebé.

Mature Milk; Leche materna: Leche que se produce en las glándulas mamarias despúes del calostro y alrededor del segundo al tercer día después del parto.

Meconium; Meconio: Es el contenido intestinal del feto dentro de la matriz. El meconio es de color verde obscuro y sale durante la primera semana después del parto. Rara vez sale antes del parto y tiñe el líquido amniótico de color verde.

Membranes; Membranas: El saco que contiene el líquido amniótico y que a su vez, recubre al bebé dentro de la matriz. También se le conoce como saco amniótico, bolsa de las aguas, o fuente.

Mucous Plug; Tapón de Moco: Un tapón de moco espeso que ocupa el canal cervical durante el embarazo.

Multipara; Multípara: Una mujer que ha tenido por lo menos un parto anterior.

Nullipara; Nulípara: Una mujer que nunca ha tenido partos.

Ob Provider/Provider; Médico, Partera o Enfermera Clínica: Aquella persona responsable del cuidado de las mujeres embarazadas.

Pelvis; Pelvis: El conjunto de huesos que forman un círculo o cinturón y conectan la columna vertebral con las piernas (Su apertura o agujero central forma las paredes del canal del parto).

Perineum; Periné: El tejido situado entre el recto y la vulva.

Placenta (Afterbirth); Placenta: La estructura vascular que se desarrolla en el embarazo por medio de la cual existe un intercambio de oxígeno, nutrientes y productos de desecho entre el feto y la madre.

Placenta Previa; Placenta Previa: Cuando la placenta se sitúa (en forma anormal) en la parte inferior de la matriz y cubre el agujero cervical parcial o totalmente.

Postpartum: Post-parto, Puerperio: Después del parto.

Post-Mature Pregnancy; Embarazo Post-maduro, Embarazo Post-término: Un embarazo que se ha prolongado más allá de la primera o segunda semana después de la fecha probable del parto.

Prenatal; Prenatal: Antes del nacimiento.

Pre-Term Labor; Trabajo de Parto Prematuro: El trabajo de parto que comienza antes de la semana 37 del embarazo.

Primipara, Primigravida: Primigesta: Aquella mujer que se encuentra embarazada con su primer bebé.

Provider/ Ob Provider; Médico, Partera o Enfermera Clínica: Aquella persona responsable del cuidado de las mujeres embarazadas.

Quickening, "feeling life"; Cuando se sienten los movimientos fetales por primera vez en el embarazo.

Rh Factor; Factor Rh: Un factor adicional en la sangre, presente en 85% de las personas. Aquellas sin el factor Rh son "Rh negativas".

"Ripe"; Cérvix Maduro: Un término que se usa para describir un cérvix parcialmente dilatado y borrado, antes de iniciar el trabajo de parto.

Second Stage of Labor; Segunda Etapa del Trabajo de Parto: Comienza con la dilatación completa del cérvix, y termina con el nacimiento del bebé. Esta etapa puede durar unos minutos o varias horas.

Show; Arrojar el Tapón de Moco: Poco antes de comenzar el trabajo de parto se arroja el tapón de moco. Durante este proceso existe flujo vaginal espeso y con un poco de sangre.

Sperm; Espermatozoide: Célula reproductora masculina.

Third Stage of Labor; Tercera Etapa del Trabajo de Parto: Comienza después del nacimiento del bebé y termina cuando ha salido la placenta. Este período puede durar de 1 a 20 minutos.

Transition: Transición: El final de la primera etapa del trabajo de parto. Durante este período el cérvix dilata de 8 a 10 centímetros, y puede durar de 15 a 25 minutos.

Trimester: Trimestre: Un período de 3 meses.

Umbilical Cord; Cordón Umbilical: El cordón que conecta el ombligo del bebé con la placenta.

Umbilicus; Ombligo.

Urethra; Uretra: El tubo que lleva la orina de la vejiga al exterior del cuerpo.

Uterus, Womb; Utero o Matriz: El órgano hueco de la gestación en forma de pera, que contiene una parte superior llamada fondo y una inferior llamada cérvix.

Varicose; Varicosidades o Várices: Venas anormalmente dilatadas o ensanchadas.

Vertex; Vértice: Parte superior de la cabeza fetal. La presentación cefálica o de cabeza, la cual permite que nazca primero la cabeza del bebé.

Vulva; Vulva: Los órganos reproductores femeninos externos, formados por los labios mayores,

Preguntas y Comentarios

Preguntas y Comentarios

Acerca de la Autora

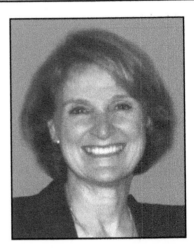

Kendis Moore Drake – Madre, Enfermera, Enfermera Especialista Familiar y Olimpista
Cuando Kendis comenzó el cuidado de mujeres embarazadas hace muchos años, intento encontrar un libro conciso, fácil de leer que ayudara a sus pacientes con sus embarazos. No existía un libro así, entonces Kendis escribió este libro para ayudar a las futuras mamas a que entiendan el maravilloso proceso del embarazo y el parto. Universidades, Hospitales, Oficinas de Doctores, Departamentos de Salud y Clínicas a través del país han usado Preparándose Para Bebe Sano por más de diez años. Ahora este libro está disponible para las futuras mamas.

Kendis es una graduada Magna Cum Laude de la Universidad del Estado de Arizona Licenciada en Ciencias con Maestría en Enfermería. Kendis es uno de los miembros de un equipo Olímpico de natación que poseyó un record mundial en natación. Ella continua disfrutando de los deportes y practicando Enfermeria, a la vez que expande su practica incluyendo Ginecologia y salud de la mujer.